Fat Yoga;
Yoga for All Bodies
요가 포 올 바디

Fat Yoga; Yoga for All Bodies
Copyright © 2017 New Holland Publishing Pty Ltd
Copyright © 2017 in text: Sarah Harry
Copyright © 2017 in images: Lucia Ondrusova
Korean Translation Copyright © Publishing House Doorbook, 2018
Korean Translation edition is published by arrangement with New Holland Publishing Pty Ltd
through Media Solutions, Japan and Easy Agency, Seoul.

이 책의 한국어판 저작권은 Medis Solutions과 이지 에이전시를 통해
New Holland Publishing Pty Ltd 와 독점 계약한 도어북 출판사에 있습니다.
저작권법에 의해 한국 내에서 보호를 받는 저작물이므로 무단 전재와 무단 복제를 금합니다.

일러두기

- 자격 있는 요가 강사의 직접적인 감독 및 지도 하에 연습을 하면 부상 위험을 줄일 수 있습니다. 모든 요가 포즈가 모든 사람에게 적합한 것은 아닙니다. 어떤 포즈가 자신에게 적합한지 판단하기 위해 자격 있는 요가 강사나 의사에게 조언을 구하십시오.
- 현기증이 나거나 여타 증상이 나타나는 경우, 즉시 운동을 중단하고 의사와 상담하십시오. 자신의 운동범위 내에서 운동을 해야 합니다. 억지로 힘을 주거나 근육을 혹사하면 안 됩니다. 필요한 경우 전문가에게 적절한 주의와 조언을 구하십시오.

Fat Yoga;
Yoga for All Bodies

몸이 뻣뻣하다, 뚱뚱하다, 나이가 많다고 느끼는 사람을 위한 맞춤요가

요가 포 올 바디

사라 해리 지음 | 박선령 옮김

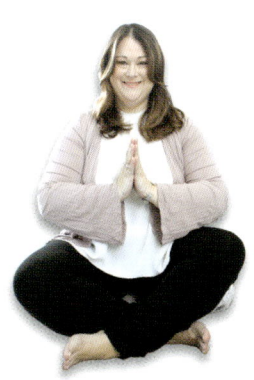

도어북

차례

Part 1 팻 요가에 대하여

Section 1 왜 팻 요가가 필요한가? 07
왜 이 운동을 '팻 요가'라고 부르는가? | 우리에게 팻 요가가 필요한 이유 | 팻 요가의 원리
팻 요가를 받아들이는 방법 | 이 책은 누구를 위한 것인가?

Section 2 내가 거쳐 온 여정 12

Section 3 요가의 기본 23
요가란 무엇인가? | 파탄잘리가 남긴 요가의 8대 가지 | 개념 구현과 즐거운 운동
요가 수련의 이점은 무엇인가?

Section 4 신체적 평화의 발견 29
마음챙김 | 아힘사와 자기 연민 | HAES와 비다이어트적 방법 | 비만 행동주의와 긍정성

Section 5 진정한 요가의 시작 40
시작하려면 무엇이 필요할까?

Section 6 연습 전에 확인해야 하는 안전을 위한 주의 사항 47
나만의 몸, 나만의 운동 범위

Part 2 팻 요가 아사나

Section 1 태양예배 자세
앉아서 하는 태양예배 자세 56 | 변형 태양예배 자세 62

Section 2 앉아서 하는 동작
막대 자세 69 | 쉬운 책상다리 자세 70 | 나비 자세 ver.1 71 | 나비 자세 ver.2 72
나비 자세 ver.3 73 | 다리 벌려 앞으로 구부리기 ver.1 74
다리 벌려 앞으로 구부리기 ver.2 75 | 다리 벌려 앞으로 구부리기 ver.3 76
앞으로 구부리기 ver.1 77 | 앞으로 구부리기 ver.2 78 | 앉아 있는 고양이 자세 79
앉아 있는 암소 자세 80 | 앉아서 허리 비틀기 81 | 머리를 무릎으로 내리는 자세 82

Section 3 무릎 꿇고 하는 동작

테이블 자세 84 | 고양이 자세 85 | 암소 자세 86 | 호랑이 자세 87
변형 야생 동물 자세 88 | 무릎 꿇은 자세 89 | 반 낙타 자세 90
로우 런지(Low Lunge) ver.1 91 | 로우 런지 ver.2 92 | 비둘기 자세 ver.1 93 | 비둘기 자세 ver.2 94
비둘기 자세 ver.3 95 | 변형 아기 자세 ver.1 96 | 변형 아기 자세 ver.2 97

Section 4 서서 하는 동작

산 자세 98 | 삼각 자세 ver.1 99 | 삼각 자세 ver.2 100 | 피라미드 자세 ver.1 101
피라미드 자세 ver.2 102 | 전사 자세 1 103 | 전사 자세 2 104 | 전사 자세 3 ver.1 105
전사 자세 3 ver.2 106 | 다리 벌려 앞으로 구부리기 ver.1 107 | 다리 벌려 앞으로 구부리기 ver.2 108
의자 자세 ver.1 109 | 의자 자세 ver.2 110 | 스완 다이브(Swan Dive) 111

Section 5 균형 잡기 자세

기본적인 균형잡기 자세 114 | 나무 자세 115 | 독수리 자세 ver.1 116
독수리 자세 ver.2 117 | 반달 자세 118 | 노 젓기 자세 119

Section 6 바닥에 반듯이 누운 자세

다리 자세 ver.1 120 | 다리 자세 ver.2 121 | 다리 자세 ver.3 122 | 누워서 몸 비틀기 ver.1 123
누워서 몸 비틀기 ver.2 125 | 무릎을 가슴까지 올리기 ver.1 127 | 무릎을 가슴까지 올리기 ver.2 128
무릎을 가슴까지 올리기 ver.3 129 | 항복 자세 ver.1 130 | 항복 자세 ver.2 131

Section 7 엎드린 자세

악어 자세 132 | 메뚜기 자세 ver.1 133 | 메뚜기 자세 ver.2 134
스핑크스 자세 ver.1 135 | 스핑크스 자세 ver.2 136 | 코브라 자세 137

Section 8 머리가 심장보다 낮은 자세

엎드린 강아지 자세 138 | 벽 짚은 강아지 자세 139 | 어깨 서기 140 | 벽에 발 올리기 141 | 벽 물구나무서기 142

Section 9 회복 자세

여왕 자세 146 | 회복을 위한 아기 자세 147 | 스톤헨지 148
회복을 위한 다리 자세 149 | 벽에 발 올리기 자세 150 | 항복 자세 151

Part 3 팻 요가의 완성

정신 집중과 명상 153 | 호흡 연습 158 | 무드라 163
홈 트레이닝 프로그램 167

PART 1
팻 요가에 대하여

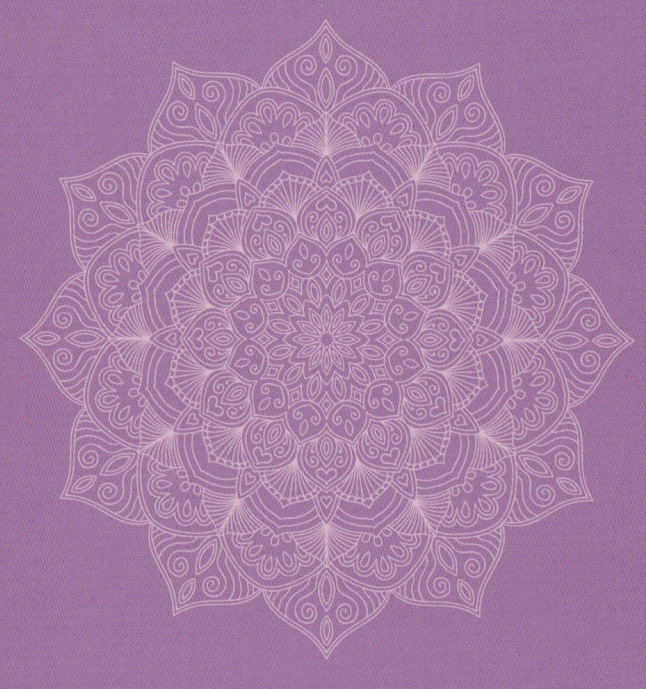

Section 1

왜 팻 요가가 필요한가?

우리 몸에는 잘못된 부분이 전혀 없다. - 글렌 말라(Glenn Marla)

왜 이 운동을 '팻 요가'라고 부르는가?

예전에는 '팻(fat 뚱뚱한)'이라는 단어를 좋아하지 않았다. 사실 더없이 지독하고 내게 가장 큰 상처를 주는 말이었다. 이 단어는 다른 어떤 말보다 강력한 힘을 가지고 있었기 때문에 여기에서 벗어나기 위해 막대한 돈과 말도 안 되게 많은 시간을 쏟아부었다. 근처에서 이 단어를 속삭이는 소리를 듣기만 해도 눈에 눈물이 고이고 그 뒤로 한동안은 당근 조각과 삶은 닭가슴살만 먹으며 지냈다.

나는 20년 넘게 복잡한 숫자들로 이루어진 감옥에 갇혀 사는 기분이었다. 그램 수와 칼로리와 킬로그램을 확인하고, 다시 음식을 섭취할 수 있는 시간을 분 단위로 계산했다. 살을 빼는 것과 그게 내 황금 티켓이 되리라는 생각에 완전히 사로잡혀 있었다. 내가 세상에서 차지하는 면적이 줄면 줄수록 더 많은 걸 가질 수 있으리라고 여겼던 것이다. 더 많은 사랑, 더 많은 아름다움, 더 많은 즐거움, 더 많은 성공 같은 것 말이다.

팻 요가를 접하면서부터 겨우 숫자의 감옥에서 탈출해 내 몸을 있는 그대로 바라볼 수 있게 되었다. 대부분의 사람들보다 몸집도 크고 키도 크고 힘도 센 나는 절대 지금보다 적은 공간을 차지할 수 없다. 다시 말해 '팻'이라는 단어에서 달아나려는 시도를 멈추고 그걸 내 몸을 묘사하는 단어로 여겨야 한다는 뜻이다. 그 말이 내게 미치는 영향력을 차단하고 나를 상처주지 못하게 해야 한다. 팻 요가는 내 몸으로 돌아오는 방법을 가르쳐주었다.

팻 요가는 허벅지 굵기나 바지 브랜드와 아무 상관없는 다양한 요소들을 모아놓은 포괄적이고 근사한 수련 방법이다. 발가락에 손이 닿지 않거나 몇 년 동안 선 자세에서 발가락이 보이지 않았더라도 괜찮다. 팻 요가는 여러분에게 필요한 뭔가를 제공해줄 수 있다.

팻 요가는 몸을 억지로 비틀고 쥐어짜서 특정한 자세를 취하라고 강요하지 않는다. 사실 그런 자세가 우리 몸에 맞추는 게 맞다. 요가 수련을 하면서 우리는 자기 몸을 존중하고 귀하게 여기면서 현재의 상태에 맞춘다. 이런 요가에서는 몸집이 크든 작든 중요하지 않다.

팻 요가는 요즘에 소위 말하는 '요가 바디'가 능숙하게 요가를 수련할 수 있는 몸(늘씬하고, 젊고, 잘 휘어지고, 하얗고, 뭐든지 할 수 있는)만을 의미한다는 생각을 완전히 거부한다. 이는 오늘날 제한적으로 이상화되어 있는 미의 형태를 고수해야 한다는 압박감을 가중시키는 위험하고 쓸모없는 생각이다. 우리 사회는 풍부한 다양성을 자랑하는데, 나는 다른 사람이 생각하는 미의 개념에 스스로를 억지로 끼워 맞추기보다는 이런 차이를 받아들이고 존중하고 싶다.

그리고 얇은 옷감에 감싸인 내 뚱뚱한 다리가 마음에 들지 않는다면 방법은 간단하다. 그냥 안 보면 된다. 나는 이제 남의 시선에 신경 쓰지 않는다. 이게 내 몸이고 내 일이다.

우리에게 팻 요가가 필요한 이유

남들보다 몸집이 큰 우리 같은 사람들이 일반적인 요가원에 가면 마음이 불편하거나 눈에 너무 띈다거나 남들보다 무능하다는 느낌을 받는 경우가 많다. 그래서 이런 사람들이 마음 편히 이용할 수 있는 공간을 마련해주고 싶었다. 뚱뚱한 사람이 운동하는 모습을 보고 욕을 하거나 다가와서 격려해주는 이들이 없다면 좋을 텐데(둘 다 정말 끔찍한 경험이다), 실제로 그런 행동을 하는 이들이 있다.

어떤 요가원에서는 공개적으로 창피를 당하고, 수치심을 느끼고, '초보자 수업이 있는 날 다시 오라'는 말을 듣거나 환영받지 못한다는 느낌을 받았다. 나와 내 경험이나 체력에 대한 사람들의 잘못된 생각 때문에 숨이 막힐 정도였다. 다른 사람들도 이런 문제로 어려움을 겪고 있다는 것을 알기 때문에, 다시는 그런 일이 생기지 않을 공간에서 이 멋진 수련을 하고 싶었다.

몸집이 큰 사람이 그들의 몸을 이해하고 요구에 맞춰줄 수 있는 교사와 함께 마음 편히 연습하고 안락하게 수업을 받을 수 있는 장소는 매우 드물다. 내가 이 운동을 시작한 것도 그런 이유 때문이다. 우리는 자신의 몸을 파악하고 그게 남들과 어떻게 다른지, 그리고 그럼에도 불구하고 남들과 똑같은 능력을 발휘할 수 있다는 걸 이해하기 위한 도구와 우리를 환영하고 도와줄 숙련된 교사가 필요하다.

팻 요가의 철학과 효과

- 어떤 몸매든 요가를 할 수 있다.
- 어떤 몸매든 보살핌을 받을 자격이 있다.
- 어떤 몸매든 존중받을 자격이 있다.
- 어떤 몸매든 다 가치가 있다.

- 팻 요가는 여러분이 신체적으로 편안한 범위 안에서 운동을 하게 해준다.
- 팻 요가는 뚱뚱한 몸을 긍정하는 운동 방법이다.
- 팻 요가는 우리 몸을 긍정하는 운동 방법이다(세상 그 누구도 다른 사람보다 우월하지 않다).

팻 요가를 받아들이는 방법

- 요가 자세 같은 건 하나도 몰라도 얼마든지 요가를 즐길 수 있다.
- 당장은 자기 몸이 마음에 들지 않거나 원하는 대로 움직여주지 않아도 자신을 꾸짖지 말자. 규칙적으로 연습하면 놀라운 결과를 얻게 될 것이다.
- 자기가 지금 갖고 있는 몸과 마음, 있는 그대로 시작하면 된다. 필요한 건 그것뿐이다.
- 당신은 요가를 하기에 나이가 너무 많거나 몸이 너무 뻣뻣하지 않다.
- 요가 수련을 위해 엄격한 채식주의자가 될 필요는 없다.
- 옷은 입고 싶은 걸 입으면 되고, 원한다면 다양한 운동에 맞는 멋진 운동복을 판매하는 곳도 많다.
- 연습 중에 누운 자세로 있을 때 울어도 괜찮다. 조용한 상태에서 가만히 있다 보면 때때로 감정이 북받치기도 한다. 그건 전혀 문제될 게 없다.
- 요가는 종교가 아니다. 아니, 절대로 그렇지 않다!
- 자신이 원한다면 요가는 영적인 활동이 될 수도 있다.
- '나마스테(namaste)'가 대체 무슨 뜻인가? 그건 누군가와 만나거나 헤어질 때 양손을 가슴에 모으고 하는 인사말일 뿐이다. 하지만 아주 근사한 해석도 존재한다.

나마스테

나는 당신 마음속 그곳,

온 우주가 거하는 그곳을 존중합니다.

사랑과 빛과 진리와 평화가 깃드는

그곳을 존중합니다.

당신이 자기 마음속의 그곳에 있고

내가 내 마음속의 그곳에 있을 때

우리는 하나입니다.

이 책은 누구를 위한 것인가?

- 요가를 배우고 싶거나 기존의 요가 수련을 더 강화하고 싶은 사람
- 요가원에서 진행되는 강습은 마음이 편하지 않거나 근처에 요가원이 없는 사람
- 고전적인 요가 자세를 자기 몸에 맞게 응용하는 방법을 알고 싶은 사람
- 몸집이 큰 사람에게는 요가를 어떻게 가르쳐야 할지 잘 몰라서, 좀 더 포괄적인 강습 방법을 배우고 싶은 요가 강사

Section 2

내가 거쳐 온 여정

나는 호주 멜버른에서 태어났지만 아버지의 일 때문에 전 세계를 돌아다니며 살아야 해서 초등학교만 해도 대여섯 번이나 전학을 다녔다. 다행히도 난 여기저기 돌아다니며 사는 걸 좋아했다. 내가 남들과 다른 특별한 존재로 느껴졌기 때문이다. 난 어른이 된 뒤에도 여행하는 걸 좋아해서, 교환 학생 신분으로 미국 버지니아 주에 가기도 하고, 과테말라에서 노스캐롤라이나 주의 아우터뱅크스 섬까지 몇 년씩 배낭여행을 다니기도 했으며, 정말 놀라운 곳에도 가봤다. 기차와 비행기, 버스, 낙타, 당나귀를 타고 사방을 돌아다녔다. 친구들과 함께 오랫동안 즐겁게 회상할 수 있는 모험을 하기도 했다. 언제나 두려움을 몰랐고 단호한 태도로 위험을 감수했다. 우리 부모님은 내가 원하는 건 뭐든 할 수 있다고 생각하셨고 계속 그렇게 말씀하셨다. 나는 내가 하는 일과 나 자신에 대해 늘 자부심을 느꼈지만, 한편으로는 그 이면에 나를 찜찜하게 만드는 뭔가가 도사리고 있었다.

나는 9살 때 처음 다이어트를 시작했다. 항상 자고 일어나면 허벅지가 좀 날씬해져 있기를 바라며 잠자리에 들곤 했는데, 그러면 '얼굴은 꽤 예쁜' 소녀에서 진짜 아름다운 사람으로 마법처럼 변신할 수 있을 거라고 생각했다. 나는 그렇게 20년 동안 열성적인 다이어터로 살아가면서 내 몸과 계속 전쟁을 벌였다. 나와 내 몸은 친구가 아니었다. 절대.

나는 한 번도 내 몸을 신뢰한 적이 없었다. 몸이 하는 말이나 그 지혜에 귀를 기울이지도 않았다. 배가 고프거나 부른 감각을 무시했고, 칼로리를 연소시키기 위한 목적으로만 몸을 움직였으며, 세상에 존재하는 모든 다이어트의 제단에 경배를 드렸다. 모뎀을 통해 인터넷에 접속하던 시절부터 인터넷을 통해 불법적인 다이어트 약물을 주문했고, 오프라 윈프리의 요리책을 우편 주문했으며, 손에 넣을 수 있는 온갖 종류의 알약과 물약을 집어삼키고, 아는 다이어트 프로그램은 빠짐없이 다 해봤다. 성형수술도 받고(가슴 축소 수술) 체중 감량 수술도 받았지만(15년쯤 전에 2차례), 수술도 내 유전자를 이기지는 못했다.

물론 잠깐 동안은 효과가 있었지만, 마치 억지로 숨을 참고 있었던 것처럼 결국 다시 먹기 시작하면 모든 게 도로 아미타불이었다. 나는 스스로를 나약하고 어리석은 실패자라고 생각했다. 체중계 숫자는 계속 올라갔다 내려갔다, 또 올라갔다 내려갔다를 반복했다. 그리고 스스로 괜찮다고 생각했지만 실은 매우 안 좋은 상황이었다. 늘 허기에 시달리는 영양실조 상태였고 수술이 잘못되는 바람에 만성적인 통증까지 겪어야 했다. 이 모두가 체중을 줄이겠다는 단 하나의 목표를 위한 것이었다. 정말 가슴 아픈 일이 아닐 수 없다.

나는 10년 동안 섭식 장애로 고생했는데, 부모님이나 전문가에게도 실상을 있는 그대로 털어놓지 않았고 주변 사람들의 잔소리에서 벗어나기 위해 가짜로 회복된 척했다. 이런 방법이 몇 년 동안은 효과가 있었다. 나는 여중, 여고를 다녔는데 그곳은 지방과의 전쟁이 일상화된 곳이기 때문에 체중계 숫자와 사이즈에 대한 집착을 전혀 변화시키지 못했고 음식이나 먹는 것과의 불행한 관계가 더 심해지기만 했다.

대학에 진학한 뒤에도 건강이 매우 좋지 않았고, 대학의 기숙사 문화는 날씬해지고 싶다는 욕구에 불을 붙이기만 할 뿐이었다. 나는 우울증과 섭식 장애를 앓고 있다는 사실을 잘 숨겼기 때문에 그건 그냥 내 삶의 방식이 되었다. 남들 앞에서의 내 모습과 혼자 있을 때의 내 모습이 완전히 달랐다. 그래서 기회가 생기자마자 짐을 꾸려 런던으로 이사했다.

고상한 런던 교외 지역에서 술을 마시다가 이루어진 놀랍도록 운 좋은 만남 덕에 패션 업계에서 훌륭한 경력을 쌓게 된 나의 20대는 비행기와 옷감 견본들이 흐릿하게 뒤섞인 가운데 지나갔다. 왕실 가족이나 옆집에 살던 마약 거래상과 저녁을 먹기도 하고 어떤 해에는 믹 재거(Mick Jagger 롤링스톤스로 데뷔한 영국의 싱어송라이터이며 배우)와 같은 헬스클럽에 다니기도 했다. 이탈리아 리비에라 해안에서 여름휴가를 보내거나 플러스 사이즈 모델이 되려 했던 짧고 성공적이지 못한 시도도 당시 내 생활의 일부였다. 그리고 여전히 스스로에게는 만족하지 못했지만 내가 발 딛고 사는 영역은 마음에 들었다. 평생 함께할 친구들을 사귀고, 배낭을 짊어지고 다 낡아빠진 로버트 프로스트(Robert Frost)의 시집을 동반자 삼아 기차에 오르기도 했다. 좋은 일이 아주 많았던 시절이다.

그러다가 영국 정보부에서 일하는 사람과 잠깐 사귀는 바람에 그가 공식 문서에 나를 자신의 데이트 상대로 명시해야 했는데, 이로 인해 영국 이민국의 조사를 받게 되었다. 이민국은 내가 다른 친구들처럼 술집에서 일하는 게 아니라 패션 회사에서 일하면서 정기적으로 밀라노 출장도 다닌다는 사실을 밝혀냈다. 이 때문에 내가 '정식' 직장에서 일하지 않는다는 주장이 불가능해져서, 결국 홀리데이 비자의 요건을 어긴 것이 드러났다. 그들은 내게 3주 안에 영국에서 떠나라고 했다.

그래도 고향인 멜버른에 순조롭게 정착해, (이 자리를 얻기 위해서라면 무슨 짓이라도 할 여성이 산더미처럼 많은) 발렌티노(Valentino) 사에서 일하게 되었다. 나는 샐러드와 담배만으로 연명하면서 티셔츠 한 장에 500달러면 헐값이라고 생각했다. 그러다 보니 의류 구입비와 여행비가 엄청나게 들었다. 잡지에 싣기 위해 내 '4만 달러짜리 옷장' 앞에서 찍은 사진도 여러 장 있다(나도 차라리 농담이었으면 좋겠다!).

27살 즈음, 9살 때 찍은 내 사진을 보고 헉 하고 숨을 삼켰다. 그 아이는 전혀 뚱뚱해 보이지 않았다. 그냥 평범한 아이처럼 보였다. 왜 그 사실이 그렇게 큰 충격이 었는지 모르겠지만, 어안이 벙벙해졌다. 결국 회사에 하루 휴가를 내고 지금까지의 내 인생을 돌아봤다. 밖에서 볼 때는 눈부시게 빛나는 듯하지만, 표면의 도금을 살짝 긁어내면 그 아래에는 엄청난 혼돈이 들끓고 있었다.

생각에 생각을 거듭한 나는 섭식 장애 재단에 전화를 걸어 어떻게 해야 하는지 물었다. 천천히, 혼자서 그리고 머뭇거리면서도 난 회복을 향해 나아가기 시작했다. 병원 예약을 하고 임상 연구에도 참여했다. 비보험 치료는 받을 만한 돈이 없었고 주변에 도움을 청하고 싶지도 않았다.

조금씩 회복되는 동안 이제 더 이상 패션 업계에서 일할 수 없다는 사실을 깨달았다. 내가 하고 싶은 유일한 일은 대학 때 받은 인문학 학위를 되살려서 처음부터 다시 시작하는 것이었다. 난 가진 걸 모두 팔고 부모님 집으로 이사했다(하아! 하지만 부모님이 날 가운데 두고 지저분한 이혼 소송을 벌이기 직전이라는 사실만 알게 되었다). 그리고 칠리라는 강아지를 샀다. 사실 내가 정말 원하는 건 아기였지만 복슬복슬한 하얀 강아지에게도 넘치는 사랑을 줄 수 있었다.

대학으로 돌아가 정신요법 전문가(카운슬러)가 되기 위해 공부했고, 내가 택한 길에 확신을 갖고 있었다. 섭식 장애 치료를 위해 도움을 받기로 결심한 날부터, 이 분야에서 일하면서 단 한 사람이라도 나처럼 살지 않도록 도울 수 있다면 가치 있는 일이라고 스스로 다짐했다. 나는 내가 정한 비전을 굽히지 않았고, 시간을 쪼개 자원봉사를 하면서 얼마 안 되는 생활비로 겨우 살아갔다.

그리고 바로 그 무렵에 정말 우연한 기회에 헬스클럽에서 하는 요가 교실에 참가하게 되었다. 매주 토요일 아침에만 운영하는 강습이었는데, 온갖 악조건에도 불구하고 나는 그 수업을 마음껏 즐겼고 진정한 요가 지도자에게 가르침을 받으면서 요가에 대한 사랑에 불이 붙었다. 그리고 그 사랑은 지금까지 이어지고 있다. 내가 꾸준히 수업에 참가한 이유 중 하나는 내가 상당히 요가를 잘했기 때문인데, 강사는 그만의 절제된 방식으로 내 몸에 대한 자신감을 키우도록 격려하고 도와주었다.

내게 있어 요가는 자신의 몸으로 돌아가 마침내 치유되는 과정의 일부였다. 나는 난생 처음으로 내 몸과 연결되어 있다는 감각과 편안함을 느꼈다. 지금까지 거의 20년 가까이 요가 수련을 했는데, 비록 꾸준히 계속한 건 아니지만 어떤 일을 겪

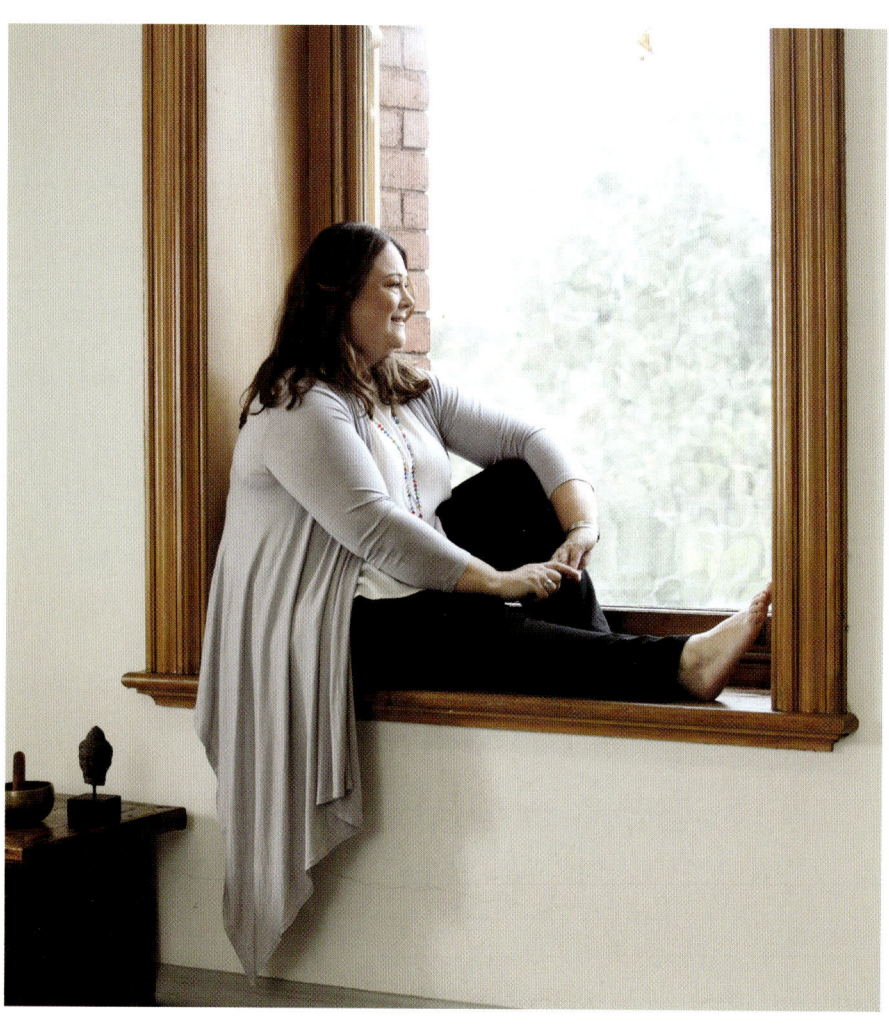

든 거기에는 항상 요가가 있었다. 가장 힘든 시기를 버텨내기 위해 요가 매트로 돌아갔고, 비록 요가가 모든 걸 치유해 주지는 못했어도 요가 매트에 올라가면 늘 위로가 되었다.

개인 클리닉에서 3주 동안 진행한 섭식 장애 치료 교실에서 우연히 만난 호주 최고의 영양사(정말 선입견 없이 하는 말이다) 피오나 서덜랜드(Fiona Sutherland)와의 만남은 내게 크나큰 행운을 안겨주었다. 우리 두 사람은 우리 집 주방 테이블에서 바디 포지티브 오스트레일리아(Body Positive Australia)를 시작했다. 우리는 12년간 함께 일했고, 처음에 설립한 작은 회사가 지금은 휴양, 테라피, 식이요법, 그룹 및 전문가 개발, 트레이닝 과정 등을 제공하는 회사로 성장했다.

할머니는 내가 아주 어릴 때부터 넌 너무 뚱뚱해서 결혼을 하지 못할 것이라고 말씀하셨고 그 말씀이 계속 머릿속에 박혀서 나 자신에 대한 믿음을 좀먹었기 때문에, 서른 살이 될 때까지 남자와 진지한 데이트를 시작하지 못했다. 그러다가 어떤 사람을 만났다.

그는 정말 멋진 사람이라서 너무나 행복했다. 사실 놀랍기도 했다. 누군가가 날 사랑하고 나와 결혼하고 싶어 한다는 사실에 놀란 것이다. 하얀 울타리가 둘러쳐진 집이나 예쁜 두 자녀 같은 건 절대 가질 수 없을 것이라고 늘 생각했기 때문이다. 우리는 함께 살면서 인생을 설계했다. 충실한 삶, 미래를 내다보는 삶을. 주변 상황은 모두 장밋빛이었고 결혼식은 근사했으며 18개월 된 귀여운 우리 아들이 결혼식에 참석해서 건포도를 먹었다.

하지만 그 이면에는 내가 모르는 일들이 산처럼 많았다.

어느 날 새벽 2시에 낯선 사람에게서 전화가 걸려왔다. 그는 '당신은 당신 남편이 어떤 사람인지 모른다, 그는 당신이 생각하는 그런 사람이 아니다, 게다가 그에게는 임신한 애인도 있다. 그는 이중생활을 하고 있다' 등등의 믿을 수 없는 이야기를 전했다. 그날 밤 '인생이 눈앞에서 소리를 내며 무너진다는 게 바로 이런 기분이구나' 하고 생각했다. 충격을 받은 건 나뿐만이 아니었다. 그는 모두를 속이고 있었다. 다들 충격으로 휘청거렸다. 천천히 그리고 고통스럽게 모든 것이 낱낱이 밝혀졌다. 나는 얼음물을 뒤집어쓴 기분이었다. 뭘 어떻게 해야 할지 알 수가 없었다.

이런 이야기를 들으면 어떻게 그런 일이 있을 수 있느냐고, 말도 안 된다고 느낄 것이다. 어떻게 모를 수 있단 말인가? 얼마나 바보 같으면 그렇게 속아 넘어갈 수가 있는가? 그가 나를 기만한 수준은 정말 놀라울 정도였다. 다정한 어투로 좀 쉬라고 말하면서 갓난아기를 데리고 공원으로 산책을 나가곤 하던 그를 보면서 정말 가정적이라고 생각했다. 하지만 그 사이에 그는 공원에서 기다리던 여자 친구를 만나 우리 아들과 함께 산책을 했던 것이다.

나는 그 여자에게 연락을 했고 그녀는 사진을 비롯한 모든 자세한 내용이 담긴 증거 자료를 보내줬는데 그건 축복인 동시에 저주였다. 그녀는 아는 사실을 다 털어놨고 남편에게는 자기 말고도 다른 여자가 많다고 했다. 이건 읽고도 '안 읽음' 처리를 할 수 있는 이메일 같은 게 아니었다. 결국 나는 기분이 우울할 때마다 다시 꺼내 읽으면서 상처에 소금을 뿌리는 일이 없도록 그녀가 보내온 증거 자료를 전부 불태워 버렸다.

그때 내가 정신적으로 깊은 상처를 입었다는 걸 나중에서야 깨달았다. 하지만 내게는 두 살 된 아이가 있었기 때문에 그를 다시 가정으로 돌아오게 하고 모든 게 괜찮은 척했다. 그러나 사실 전혀 괜찮지 않았다. 우리 사이에 아이가 한 명 더 생겼다. 매우 사랑하고 원했던 아이였지만 이 아이는 잠을 자지 않았다. 그리고 이 문제 때문에 결국 최종적으로 파국을 맞게 되었다.

잠도 거의 못 자고 돌봐야 하는 갓난아이와 3살 된 아이가 있고 결혼생활은 산산이 부서지는 와중에서도, 둘째 아들을 낳고 3주 뒤에 카운슬러 일에 복귀해(역시 시기상조였다) 난장판이 된 내 인생을 넘어서려고 애썼다. 그러다가 결국 처음으로 도움을 요청한 것이 소아과 의사에게 수면 장애 치료를 위해 나와 아들을 슬립 스쿨(sleep school)에 보내달라고 부탁한 것이었는데, 의사는 마지못해 하면서도 내 청을 들어줬다.

슬립 스쿨로 날 만나러 온 남편이 하는 말을 우연히 들은 간호사는 그가 내게 말하는 방식과 나를 대하는 태도를 보고 문제가 많다고 생각했다. 결국 그는 병원 출입이 금지되었고 그때서야 비로소 그가 나를 대하는 태도가 괜찮지 않다는 걸 깨달았다. 그때까지는 그게 다 내 잘못이라고 생각했다. 내가 까다롭고 변화가 필요한 사람이라고 여겼던 것이다.

슬립 스쿨에서 있으면서 모든 게 괜찮지 않고 오래 전부터 그래왔다는 사실을 직시해야만 했다. 사실 어떤 면에서는 그 전에도 상황이 괜찮지 않다는 걸 알고는 있었다. 우리가 함께 사는 동안 한밤중에 차에 짐을 싣고 막내아들을 태우고 엄마 집까지 간 적이 두 번 있었다. 엄마는 이 사실을 모르신다. 남편도 모른다. 엄마네 집으로 들어가지는 않고 그냥 다시 돌아와 짐을 풀었기 때문이다. 그리고 아무에게도 이 얘기를 하지 않았다. 남 보기 부끄럽다는 생각에 침묵을 지킨 것이다.

슬립 스쿨 직원들은 내가 집에 돌아가지 않았으면 했기 때문에 최대한 오랫동안 나를 병원에 붙잡아두다가 사설 정신병원의 모자 병동으로 옮겨줬다. 나는 내가 뭘 해야 하느냐고 계속 물었지만 아무도 대답해주지 않았다. 결국 나 외에는 누구도 대신 내려줄 수 없는 결정이라는 걸 깨달았다.

난생 처음으로 아들과 함께 정신병원에 입원하면서 아마 며칠 정도만 머물게 될 거라고 생각했다. 하지만 우리는 그곳에 6주 동안 있으면서 총 3번의 입원 허가를 받았다. 엄마가 큰 아들을 돌봐주지 않았다면 병원에 입원하지 못했을 테고, 그랬다면 과연 지금까지 살아남을 수 있었을지 모르겠다. 그때나 지금이나 엄마의 도움에 정말 감사할 따름이다.

부부 관계 카운슬러와 매우 기분 나쁜 상담을 마친 뒤 집에 잠깐 들렀을 때, 처방받은 약과 알코올을 치명적으로 혼합해서 과다 복용한 적이 있다. 그리고 병원에 돌아간 뒤 가족들에게 전화를 걸어 내가 한 짓을 털어놓았다. 난 죽고 싶지 않았지만 그렇다고 살고 싶지도 않았다. 그게 바로 인생의 밑바닥이었다.

시간이 지나면서 건강은 서서히 회복되었다. 내가 애정을 담아 '미친 자들의 집'이라고 부르던 곳에서 마지막으로 머물다가 집에 돌아가면서 결심했다. 이 안락한 장소에 계속 들락날락하면서 생을 보낼 수도 있다. 하지만 내 아이들이 자기 곁에 있어주지도 않고 계속 병원을 들락거리기만 하는 엄마 밑에서 자라게 하고 싶지 않다고 진심으로 생각했다. 내가 뭘 해야 하는지 깨달았다. 약물 치료와 집중 치료를 받고, 스스로를 돌보는 방법을 제대로 배워서 지금도 그 방식에 따라 살아가고 있다. 남은 건 절대 완전히 사라지지 않는 근원적인 불안감인데, 그것과도 함께 살아가는 방법을 익혔다. 요가와 명상이 도움이 되었지만 그것만으로 모든 게 해결되지는 않았다. 요가 강사로 일하면서 약을 먹는 건 좋지 않다고 느꼈다. 그래서 강사가 되기 위한 훈련을 받는 동안 약을 끊었고, 약 없이 살아가는 생활에 적응하는 데 1년이 걸렸다. 결국 균형 잡힌 삶이 중요한 것이다!

막내아들이 한 살이 된 다음날, 나는 결혼생활을 하던 집을 떠나도 될 만큼 상태가 괜찮아졌다. 내 아이들을 기르리라고 생각했던 집, 내가 정말 좋아했던 그 집을 말이다. 하지만 다들 하는 질문을 내게도 던졌다. 왜 그렇게 오래 기다려야만 했을까? 나는 그 일을 감당하지도 극복하지도 못할 거라고 여겼던 것이다. 하지만 결국 둘 다 해냈다. 새로 이사한 집에서 보낸 첫날밤에는 복잡한 심정으로 행복한 눈물을 흘렸다. 지난 몇 년간의 어느 순간보다 더 자유롭고 진짜 같은 나를 느꼈다. 토스트를 먹고 있었는데 아이들이 옆에서 자고 있는 안전한 삶 속에서 먹는다고 생각하니,

지금껏 먹은 어떤 음식보다 맛있게 느껴졌다.

나는 흩어졌던 인생의 실을 다시 고르게 모으면서 분주한 40대의 삶으로 질주해 들어갔고 요가도 계속했다. 교외에 있는 요가원 강사에게 내가 요가 강사가 될 수 있을 것 같으냐고 물어본 일이 생생히 기억난다. 그녀는 망설이지도 않고 '그렇다'고 대답했다. 당시 나는 절대 가능할 것이라고 생각하지 않았다. 호주에는 뚱뚱한 요가 지도자가 없었고 다른 나라에도 매우 드물었다. 요즘처럼 소셜 미디어가 발달하지 않은 때였으니 달리 알아볼 방법도 없었다.

나는 요가 강사가 되기 위한 훈련 과정을 알아보기 시작했는데, 그 전에는 가능하리라고 생각지도 못한 일이었다(그야 물론 내가 너무 뚱뚱했으니까). 어떤 요가 학교에서 전화로 내게 끔찍한 말을 퍼부으면서 당신은 자격 미달이라고 말한 이후로는 제대로 알아보지도 않았다. 그러다가 마침내 다른 곳에 지원했을 때도 날 입학시켜주지 않을 것이라고 확신했다. 강사가 되기 위한 집중 훈련 과정에 처음 참가한 날에는 어마어마한 공포를 느꼈다. 금방이라도 누군가 내 어깨를 톡톡 두드리면서 나가 달라고 할 것 같았다. 하지만 내 예상과 반대되는 일들이 벌어졌다. 그들은 다정하고 포용적인 태도로 날 도와주려고 애썼다. 그래서 1년 동안 훈련을 받고 요가 강사가 되었다. 뚱뚱한 몸으로. 마흔 살의 나이에.

처음에는 수강생을 모으기가 정말 힘들었다. 다른 사람이 운영하는 요가원을 그들이 사용하지 않는 애매한 시간대에 빌려서 강습을 시작했지만, 수업 시간에 겨우 한두 사람 정도만 얼굴을 내미는 경우가 많았다. 하지만 서서히 열성적인 요가 수행자들이 찾아와 계속 다니게 되었다(누구를 말하는 건지 아는 사람은 알 텐데, 여러분 정말 사랑합니다!). 누군가가 내가 하는 일에 관심을 가져주기 전까지는 정말 힘든 시기를 보냈다. 거의 포기 직전까지 이른 적이 정말 많다.

이제 모든 체형의 사람들이 요가를 접하고 연습할 수 있는 안전한 공간을 만드는 게 내 열정과 특권이 되었다. 그리고 요가를 통해 사람들이 자기 몸과의 관계를 개선하도록 도와주고 있다. 내가 그 자리에 어울리지 않는 것 같은 위화감을 느끼거나, 내 능력이 충분치 않다거나, 일반적인 요가원에서 연습을 하기에는 너무 뚱뚱하다고 느낀 적도 많다. 이 책은 그런 불안감 때문에 집에서 연습을 하면서 자기 몸과 새로운 관계를 맺고 자기 몸을 좀 더 편안하게 받아들이고자 하는 이들을 위한 책이다.

결국 여러분의 몸은 여러분이 소유한 가장 놀라운 재산이고, 여러분이 맺게 될 가장 중요한 관계이기 때문이다.

Section 3

요가의 기본

요가는 마음의 움직임이 멈추는 것이다. - 파탄잘리(Patanjali), 수트라 1:2

요가란 무엇인가?

요가를 처음 시작하고 15년 동안은 말 그대로 요가의 역사에 대해 아무것도 몰랐다. 그냥 강습에 참가해 강사가 산스크리트어(대체 그게 뭐야?)로 말하면서 요가의 개념에 대해 막연하게 설명하면 미소를 지으며 고개를 끄덕이기만 했다. 그렇게 오래 요가 수련을 했으면서도 아는 게 하나도 없다는 건 사실 놀라운 일이다(이게 요가 강사 훈련 과정의 문제점이다). 그래서 여기에서는 지루한 저녁식사 모임에서 꺼낼 화젯거리라도 하나 마련해 주려고 요가의 역사를 조금 소개하고자 한다.

나도 예전에는 요가란 손가락 끝이 발가락에 닿는 능력이 얼마나 뛰어난지와 관련이 있다고 생각했지만 사실 그보다 훨씬 많은 것들과 관련이 있다. 요가는 약 4,000년 전에 시작되어 지금까지 이어져 온 고대의 수행법으로, 처음에는 스승에게서 학생에게 구전으로 전해졌다. 약 2,000년 전에 인도의 현자 파탄잘리(Patanjali)가 196개의 '경전(sutra)'을 양피지에 적으면서 요가의 8대 가지(부문)와 오늘날 우리가 수련하는 요가의 모든 기본을 개략적으로 제시했다. 이 196개의 수트라(지혜의 씨앗)

가운데 '아사나', 즉 요가 동작에 대해 언급하는 건 단 두 개뿐이고 나머지는 다른 7개의 가지를 심도 깊게 파고든다. 일반적으로 현대 요가에서 우리에게 친숙한 신체 요가는 몸이 명상에 대비하도록 준비시키는 수단이었다.

나는 하타 요가(hatha yoga) 훈련을 받았는데, 이는 파탄잘리와 고대 현자들의 지혜에서 직접 유래된 전통 요가다. 하지만 내가 학생들을 가르칠 때는 특정한 계보나 지도자를 따르지 않고, 고대와 현대의 모든 위대한 교사들에게 교훈을 얻으려고 노력했다.

파탄잘리가 남긴 요가의 8대 가지

1. 야마스(Yamas) : 윤리적 고려, 우리가 살면서 행동하는 방식

2. 니야마스(Niyamas) : 자기 관찰과 규율

3. 아사나(Asana) : 요가의 신체적 움직임

4. 프라나야마(Pranayama) : 호흡

5. 프라티하라(Pratyahara) : 감각 제어

6. 다라나(Dharana) : 집중

7. 다나(Dhyana) : 명상

8. 사마디(Samadhi) : 행복 또는 평화 달성

요가에서는 사람마다 거치는 여정이 다 다르다. 하지만 대부분은 신체적인 이익에만 마음이 끌려서 요가 수련의 영적인 부분에는 관심이 없다. 나는 사람들에게 각자의 페이스에 맞게 배우고, 만약 영적인 부분이 호기심을 자극하면 그때 가서 더 많은 지식을 추구하라고 권유한다. 자신에게 적합하다고 느껴지는 부분을 골라 자

기만의 수련 방식을 만드는 건 전적으로 자신의 몫이다. 스트레칭과 낮잠만 마음에 든다 하더라도 상관없다!

개념 구현과 즐거운 운동

내가 이런 개념을 구현하기까지는 몇 년이 걸렸다! 내 경험에 따르면 누구나 다 몸을 움직이거나 운동하는 걸 좋아하는 건 아니다. 나도 학교에서 체육대회가 열리는 전날 밤이면 대회에 나가기 싫어서 울던 소녀였다. 당시의 내 모습을 떠올려 보려면 학생들 가운데 몸집이 가장 크고, 가장 느리고, 전체적으로 둥글둥글해서 신체적인 희망이 전혀 없는 사람을 상상하면 된다. 그래서 새벽 5시부터 억지로 노 젓기 훈련에 참가하거나(나는 당연히 최악의 선수였다), 체육관 구석에 옹송그리고 있으면서 어떻게든 체중을 줄여보려고 애쓰거나, 그 달에 돈을 갖다 바친 다이어트 방법이 주장하는 개념에 매달렸다.

나는 여전히 '있는 그대로의' 내 모습을 보려 하지 않았기 때문에 요가를 시작하고 처음 며칠 혹은 몇 주 동안은 매트를 펴는 것조차 힘겨웠지만, 시간이 지남에 따라 누구에게나 몸을 움직일 수 있는 즐거운 기회가 있다는 걸 깨닫게 되었다.

우리는 머릿속에서 독점적으로 작동하는 강력한 내면의 비판자와 함께 살아가는 경우가 많기 때문에, 나는 괜찮은 사람이 아니라거나 다른 사람이 나보다 낫다는 목소리에 귀 기울이기가 쉽다. 대부분의 사람들이 요가를 하지 않는 이유는 뭘까? 대개 두려움 때문이라고들 말한다. 요가 스튜디오에 모인 사람들 가운데 자기가 가장 나이가 많거나, 가장 유연하지 못하거나, 가장 덩치가 클까봐 두렵다는 것이다. 그래서 어떤 사람은 매트 위에 앉기 위한 조건을 갖추는 데만 수십 년이 걸리기도 한다.

요가는 자신의 관심사와 삶의 경험을 자기 몸속으로 옮겨올 수 있게 해준다. 구현은 우리 몸의 편안한 감각과 연결된다. 자신의 모든 감각을 아무 선입견 없이 느껴보자. 그건 자기 몸을 소중히 여기고 편안하게 느끼는 일이다. 신체 이미지와 관련된 문제를 겪고 있는 클라이언트들 대부분이 원하는 걸 한 가지만 꼽는다면 바로 '편안함'인데, 요가는 그걸 달성할 수 있게 해준다.

즐거운 운동은 인생의 멋진 일부분이다. 요가 수련의 좋은 점은 자신의 상태와 상황에 맞게 조정할 수 있다는 것이다. 그리고 요가는 단순히 몸을 움직이기만 하는 게 아니라는 걸 알아야 한다. 명상을 하거나 프라나야마(호흡 연습)를 할 때도 요가 수련을 계속할 수 있다.

요가 수련의 이점은 무엇인가?

요가는 음악과도 같다. 몸의 리듬, 마음의 선율, 영혼의 화음이 인생의 교향곡을 만들어낸다. - BKS 아헹가(BKS Iyengar)

요가의 이점을 일일이 나열한 이런 목록을 많이 봤다! 이런 목록에는 매우 마법적이고 생리적으로 불가능한 내용이 포함되어 있는 경우가 많다! 미안하지만 요가를 하며 몸을 뒤튼다고 해서 해독 효과를 누릴 수는 없다. 그런 일은 신장과 간에게 맡겨야 한다. 하지만 요가 수련에 실제로 다양한 이점이 따르는 건 분명한 사실이다.

신체적 이점
- 유연성 향상
- 운동 능력 증가

- 근력 강화
- 섹스 능력 향상(하! 여러분이 제대로 읽고 있는지 확인하려고 집어넣은 내용이다!)
- 스트레스 호르몬 감소
- 균형감 향상
- 골격 강화
- 심혈관계 건강 개선
- 자세 개선
- 호흡 기능 향상
- 허리 통증 완화
- 근육 긴장 완화
- 수면의 질 개선
- 일부 자세는 심박동수와 혈압을 낮추기도 함

생리적 이점

- 불안감 완화
- 우울증 치료 지원
- 스트레스 수준 감소
- 신체 이미지 개선
- 집중력 향상
- 섭식 장애 회복 지원
- 뇌 기능 향상 가능
- 부신 기능 조절에 도움이 됨(코르티솔 감소)

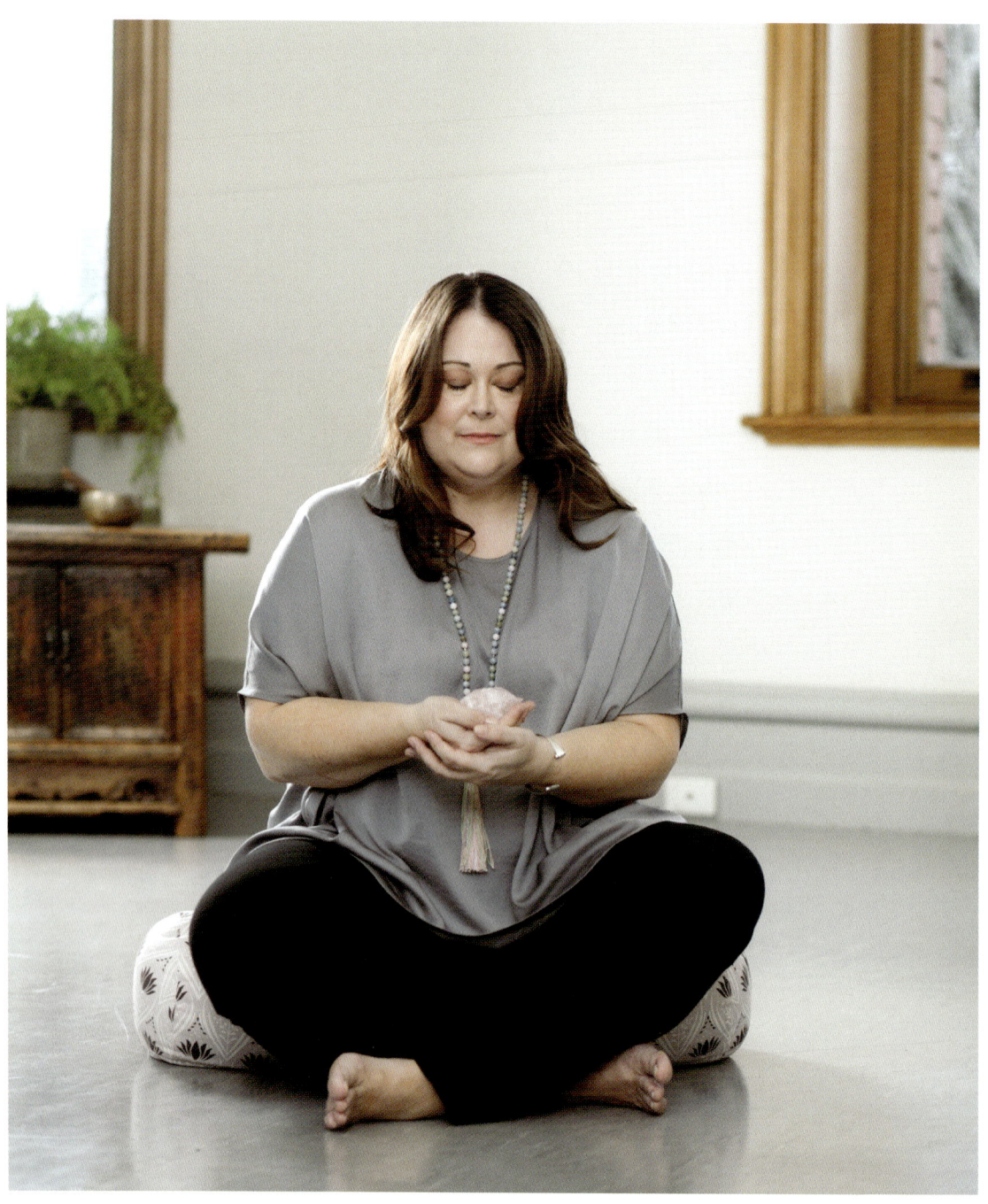

Section 4
신체적 평화의 발견

요가가 신체 이미지에 미치는 영향에 오랫동안 주목하면서 많은 사람들을 만나본 끝에, 지금은 사람들이 실제로 추구하는 바를 설명할 때 '신체적 평화(Body Peace)'라는 말을 사용한다. 사람들은 자기 몸과 보다 편안하고 평화로운 관계를 맺기를 바란다. 요가와 즐거운 운동은 이런 면에서 정말 도움이 된다.

나는 평화로운 신체 이미지를 얻는 데 도움이 될 만한 현대와 고대의 개념을 몇 가지 발견했다. 마음챙김, 자기 연민, HAES(Health At Every Size 내 몸이 원하는 건강한 체중), 비만 행동주의 등은 모두 하나의 퍼즐을 이루는 조각들인데, 수련 과정을 풍요롭게 하고 요가 매트 밖에서도 좀 더 생각할 수 있는 단초를 던져줄 것이다. 이 주제들은 요가의 지혜와 서양 과학에서 비롯된 것들인데 나는 이 두 가지를 한데 섞는 걸 좋아한다!

예전에는 요가의 지혜라는 건 약간 히피 같고 수상쩍어서 내게 어울리지 않는다고 생각했다. 그래서 내가 요가 강사가 되어 차크라(우리 몸 곳곳에 있는 정신적 힘의 중심점 가운데 하나)를 신봉하게 된 모습을 보고 친구들이 재미있어했다.

친구 중에 기 치료사가 있는데, 그녀는 자신의 믿음을 무자비하게 비웃는 나 때문에 오랫동안 시달려야 했다. 20대의 나는 눈에 보이지 않는 건 절대 믿지 않는 사람이었기 때문이다(체중 감량의 기적만 빼고!). 언제부터 그런 생각이 바뀌기 시작했는지는 잘 모르겠지만, 요가가 영향을 미친 건 확실하다. 눈으로 보거나 정량화할 수 없고 오직 느낄 수만 있는 미묘한 경험의 층을 믿기 시작한 건 내게 매우 의미 있는 일이다. 지금은 내가 히피가 되지 않았는가! 심지어 말라(mala 염주처럼 동그란 모양) 팔찌를 하고 기도도 드린다(이렇게 하면 지극히 영적인 느낌을 받을 수 있다).

마음챙김

> 마음챙김이란 특정한 방식으로 관심을 기울이는 걸 뜻한다. 의도적으로, 지금 이 순간, 편협하지 않게. - 존 카밧 진(Jon Kabatt-Zin)

마음챙김은 요가 수련의 핵심적인 부분이다. 마음챙김 수련은 현재 서구에서 매우 인기가 높지만, 원래 요가나 불교의 전통에서 고대부터 전해진 내용이다.

수업을 시작할 때 '지금 이 순간 매트 위에 머물기만 하면 된다'고 말하는 걸 자주 듣게 될 것이다. 수업 중간에도 수련의 효과가 확실하게 자리를 잡도록 잠깐씩 멈춰 마음을 가다듬는 게 좋다. 빠르게 진행되는 수업에서는 앞서 취한 자세가 자기 몸에 어떤 느낌을 주는지 제대로 느껴보지도 못한 채, 한 자세에서 다음 자세로 바로 넘어가곤 한다. 나는 학생들에게 생각 없이 내 지시를 따르기만 하지 말고 속도를 늦추거나 멈추고 요가를 제대로 느껴보라고 한다.

현대인들은 마음챙김이 세상에 대한 경험을 풍부하게 하고 우리 뇌를 더 좋은 방향으로 변화시킬 수 있다는 걸 이제 막 이해하기 시작했다. 마음챙김은 삶에 대한 경험을 완전히 바꿔놓았다. 예전에는 너무 빨리 움직이는 바람에 삶의 세세한 부분들을 거의 놓치고 살았다. 지금은 공적인 자리에서든 편안한 자리에서든 마음을 다해 연습한다. 천천히 호흡하면서 내 삶을 위해 이곳에 존재한다.

요즘에는 마음챙김을 '지금 이 순간에 충실한 것'으로 단순화하는 경향이 있는데, 여기에는 그보다 훨씬 큰 의미가 담겨 있다.

마음챙김의 태도

- 시시각각 우리 몸과 마음에서 일어나는 일들을 관찰한다.
- 자신의 경험에 대해 비판적이거나 비난하는 태도를 취하지 않는다.
- 자기가 하는 경험에 호기심을 품는다.
- 지금 벌어지고 있는 일을 받아들인다.

마음챙김의 효과

- 구체화('어깨나 으쓱거리고 마는' 인생 경험에서 멀어지는 것)
- 자기 몸에 대한 신뢰 수준을 높인다.
- 자기 몸과의 관계를 개선한다.
- 복잡한 욕구에 대해 알게 된다.
- 곤란한 생각에 대처한다.
- 곤란한 감정에 대처한다.
- 지나치게 활동적인 마음의 속도를 늦춘다.
- 불안감을 줄인다.
- 생각과 행동 사이의 간격을 늘린다.
- 뇌 구조를 바꾸고 신경 연결 통로를 재배치한다.
- 보다 풍요롭고 의미 있는 삶을 살게 해준다.

아힘사와 자기 연민

자신이 연민의 대상에 포함되어 있지 않다면 그건 불완전한 연민이다.

- 잭 콘필드(Jack Kornfield)

아힘사(AHIMSA)라는 개념은 요가 철학의 핵심적인 부분인데, 이 말은 산스크리트어로 '비폭력' 또는 '비손상'을 의미한다. 중요한 건 이 말에 타인을 해치지 말라는 의미뿐만 아니라 스스로에게 친절하고 연민을 품어야 한다는 뜻도 포함되어 있다는 것이다.

지금은 내가 하는 일에 숙련된 듯하지만, 그 과정은 근력을 키우는 것과 비슷했다. 끊임없는 반복 훈련을 통해 지금 같은 수준에 이르렀다는 얘기다. 내면의 비평가는 언제나 무자비했고, 나는 기회가 생길 때마다 스스로를 파괴했다. 덕분에 수많은 일들을 시도조차 해보지 못했다. '너는 너무 뚱뚱하기 때문에 그 옷을 입을 수도 없고, 그곳에 갈 수도 없고, 그 사람과 얘기할 수도 없어.' 나는 내 마음이 떠드는 그런 끔찍한 말들에 귀를 기울였다. 지금은 그런 생각이 들어도 그냥 스쳐 가게 놔둔다. 내게는 해야 할 일과 살아가야 할 인생이 있으니까!

아힘사를 키우는 건 자기 연민의 가장 중요한 부분인데, 최근 서양에서 광범위하게 응용 및 연구되고 있다.

요가 수련을 할 때는 자신에 대한 비판적인 목소리가 들려오면 그걸 듣고 연민을 느끼라고 한다. 친구나 가족은 친절하게 대하면서 정작 자신에게는 매우 비판적으로 말하는 경우가 많다. 요가는 자신을 좀 더 친절히 대하고, 자신은 완벽하지 않다는 걸 이해하고, 자신의 현재 위치를 받아들이라고 말한다. 그냥 한숨 돌릴 정도의 짧은 시간 동안만이라도 말이다.

나는 요가를 가르칠 때 자기 연민을 실행에 옮기는 걸 매우 중요시하게 되었다. 매 수업마다 이 개념을 포함시켜서 학생들이 '친절'이라는 개념에 익숙해지고 지금까지 비판적이기만 하던 태도를 바꿔서 스스로에게 연민을 느끼는 모습을 상상하게 하는 것이다.

어떤 사람에게는 이게 급진적인 변화일 수 있으므로 시간을 들여서 천천히 시작하는 게 좋다. 어려움을 겪거나 일이 잘 안 풀릴 때는(매트 위에서든 밖에서든) 손을 가슴에 얹고 '지금처럼 상황이 힘들 땐 내가 할 수 있는 일을 해야 한다'는 걸 되새기자.

자기 연민을 연구하는 전문가이자 작가인 크리스텐 네프(Kristen Neff)는 자기 연민을 매우 간단하게 구분한다.

자기 연민은 독립적이지만 서로 연결되어 있는 3가지 개념으로 구성된다

- 마음챙김 : 힘든 시기를 겪을 때는 스스로를 비판하거나 가혹하게 대하지 말고 지금 이 순간을 있는 그대로 받아들인다.
- 공통된 인간의 본성 : 당신 같은 경험을 하는 사람이 세상에 당신 혼자만은 아니다. 누구나 다 힘든 시기를 겪고 또 실수도 한다. 세상에 완벽한 사람은 없다.
- 자신에 대한 친절 : 상황이 어려울 때 친구에게 하듯이 자신에게도 친절하게 말하고 행동한다.

자기 연민을 실천하는 사람들은 다음과 같이 변화한다

- 더 행복해진다.
- 보다 낙관적인 태도를 취하게 된다.
- 불안감이나 우울증을 경험할 가능성이 줄어든다.

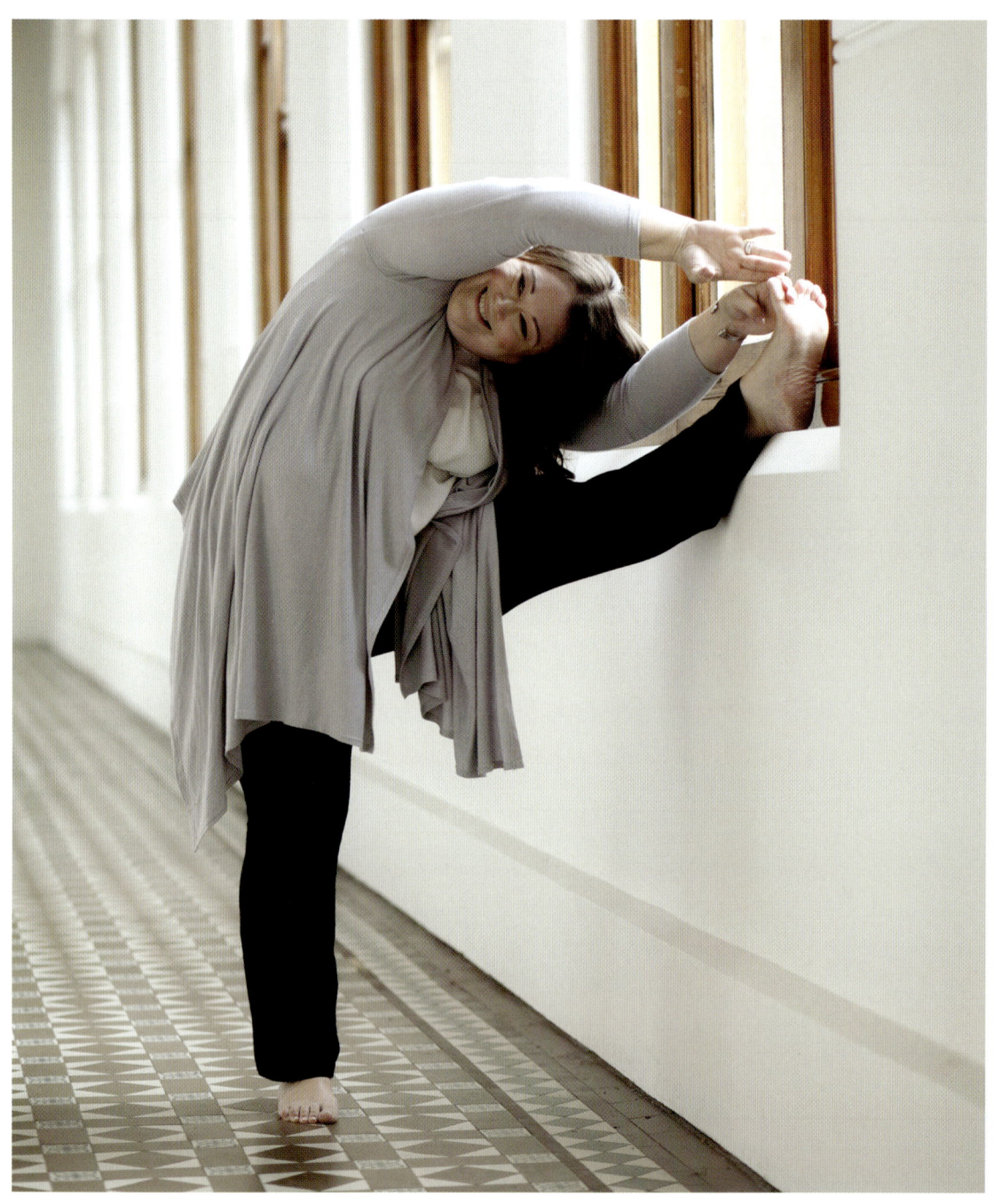

HAES와 비다이어트적 방법

사람의 겉모습만 봐서는 그가 얼마나 건강한지 알 수 없다. - 사라 해리(Sarah harry)

여러분도 계속 다음에 할 다이어트를 고민하거나(물론 다음 월요일부터 시작해야지!) 음식을 제한하는 가혹한 식생활을 하고 있는가? 그렇다면 HAES(Health At Every Size) 운동이 여러분에게 꼭 맞을 것이다!

현대 사회는 지나치게 체중에 집착하면서, 한 개인의 체중과 먹는 음식과 운동 선택에 그의 도덕적인 모습이 반영되게 만든다. 오늘날 우리는 그린티 스무디를 마시는 사람은 초콜릿 스무디를 마시는 사람보다 도덕적으로 우월하다고 여기는 미친 시대에 살고 있는 것이다! 나는 이를 '건강 후광 구입'이라고 부르는데 영양학적인 면에서 봐도 정말 도움이 되지 않는 시각이다.

내가 '비다이어트' 방식을 처음 접한 건 이 분야의 선구자인 릭 카우스만(Rick Kausman) 박사와 만나고 『다이어트를 안 하는 게 뭐 어때서?(If Not Dieting, Then What?)』라는 그의 책을 읽으면서부터인데, 이건 정말 혁명적인 개념이다. 여러분은 다이어트를 할 필요가 없다. 음식이나 먹는 것, 운동 그리고 자신의 몸과 서로 존중하는 관계를 맺을 수 있다. 나는 이 방식을 접하고 어안이 벙벙해졌다. 체중 감량을 위한 다이어트가 얼마나 헛되고 무익한지 미리 알았더라면(실패율이 95.98퍼센트나 된다) 내 인생이 완전히 달라져서 그 오랜 시간 동안 겪었던 고통을 피할 수 있었을 것이다.

오늘날의 의료 체계에서 이렇게 성공률이 낮은데도 불구하고 자주 되풀이되는 의학적 조언은 다이어트와 관련된 것밖에 없다. 다이어트를 통해 영구적으로 체중을 감량하는 사람의 비율은 5퍼센트 미만이다. 다른 치료 계획에서라면 절대 용인

되지 않을 수치다. 그래서 나는 수많은 의료 지침과 권고 사항에서 여전히 체중 감량 다이어트를 추천하는 게 놀랍기만 하다. 지방에 대한 우리 사회의 확고부동한 두려움과 많은 관련이 있는 듯한데, 이런 생각이 변하는 모습을 꼭 보고 싶다.

내가 진행하는 요가 수업은 전부 자기 신체를 긍정하며, 이 방식을 뒷받침하는 수치나 다이어트 정보는 없다. 그리고 이건 음식, 식사, 신체 이미지와의 관계를 회복하도록 돕는 임상 활동의 핵심적인 부분이다.

HAES 운동은 신체 사이즈를 줄이는 데 집착하지 않고 건강한 행동에 초점을 두도록 하므로, 체구에 상관없이 누구나 자기 건강을 돌볼 수 있게 도와주는 매우 유용한 방법이다. 나는 건강은 다면적인 것이고 정신 건강이나 사회적 관계, 행복 같은 것도 거기 포함된다고 믿는다! 그걸 전부 숫자와 연관시키는 건 매우 편협하고 도움이 되지 않는 제한적인 시각이다. 또 여러분은 어느 누구에게도 자신의 건강을 빚지고 있지 않으며, 어떤 건강 습관을 받아들여야 하는 의무도 없다. 여러분의 몸과 건강은 스스로 책임져야 한다.

비만 행동주의와 긍정성

체중이 아니라 미움을 줄여라. - 버지 토바(Virgie Tovar)

비만 활동가들이 펼치는 운동과 여기에 동참한 이들의 관심 덕분에 뚱뚱한 사람은 사회에서 꾸준히 낙인찍히고 차별받는다는 사실이 표면화되지 않았다면, 과연 내가 '팻'이라는 말을 받아들이고 나와 내 몸을 '세상에 공개할' 용기를 낼 수 있었을지 모르겠다. 그들이 내는 목소리, 소셜 미디어의 존재, 기사, 책, 테드 강연 등이 내가 뚱뚱한 몸을 좀 더 용기 있게 포용할 수 있는 힘을 주었다.

내 요가 수업에 참가하는 뚱뚱한 사람들은 대부분 비열한 괴롭힘이나 조롱, 차별의 희생양이 된 경험이 있다. 이 때문에 그들은 상당한 고통을 겪었고, 그래서 나는 이들이 다른 사람들과 더불어 차별 없이 지낼 수 있는 안전한 공간이 중요하다고 생각한다.

초반에는 비만 행동주의의 용어나 관련 행동들을 진심으로 받아들이는 걸 주저하면서, 뒤에 앉아 조용히 남들이 하는 말에 귀나 기울였다. 어떤 면에서는 이걸 좀 더 빨리 알았으면 좋았겠다 싶기도 하지만, 그때의 나는 준비가 되어 있지 않았다. 수치심이 내 발목을 잡았는데 지금은 그런 수치심이 다 사라졌다.

비만 행동주의 운동은 체구가 큰 사람들이 꾸준히 받는 낙인과 차별을 변화시키고 이에 도전하는 사회적, 정치적 운동이다. 다양한 연구를 통해 체구가 큰 사람들은 직장이나 의료 분야 등(수많은 사례 가운데 두 가지일 뿐이다)에서 꾸준히 차별받는다는 중요한 증거가 나와 있다. 비만 인정 운동은 모든 몸은 동등한 가치를 지니며, 뚱뚱한 사람의 권리를 옹호해야 할 필요성이 있다고 믿는다.

우리는 사회에서 다양한 편견과 차별로 어려움을 겪지만, 그래도 체구나 체중을 기준으로 사람을 판단하지 않는 게 중요하다고 생각한다. 어떤 유형의 신체를 '나쁘다'거나 덜 건강하다고 낙인찍는 건 건강에 대한 매우 편협한 시각이며 아무에게도 도움이 되지 않고 많은 사람들에게 피해만 준다. 비만 행동주의 운동에서는 '뚱보'가 비방하는 말이 아니라 단순히 특정한 체형을 설명하는 기술어(記述語)일 뿐이라고 여기며, '뚱뚱하다'는 단어가 의미론에서 뜻있는 변화를 이루게 되기를 바란다. '뚱뚱하다'라는 단어를 긍정적인 방식으로 사용한 건 내가 처음이 아니다. 이런 변화는 비만 행동주의 운동에서 유래된 것이다.

어떤 사람은 '팻 요가'라는 용어 자체를 불편하게 느낄지도 모르지만 이 책의 내용은 신체 사이즈와 무관하다. 내 학생들 중에도 아직 이 용어가 마음 편하지 않다면서 사용하지 않는 이들도 있다. 왜 그런지는 나도 안다. '팻'이라는 말이 남을 비방하는 말로 사용되는 경우가 매우 많기 때문이다. 하지만 우리가 직접 나서서 그 말의 긍정성을 되찾고 부정적인 역사를 제거해야 한다고 생각한다.

덩치 큰 사람은 이런 문화를 견딜 수밖에 없다는 낙인과 수치심에 대해 힘 있는 페미니스트적 태도를 취해야 한다!

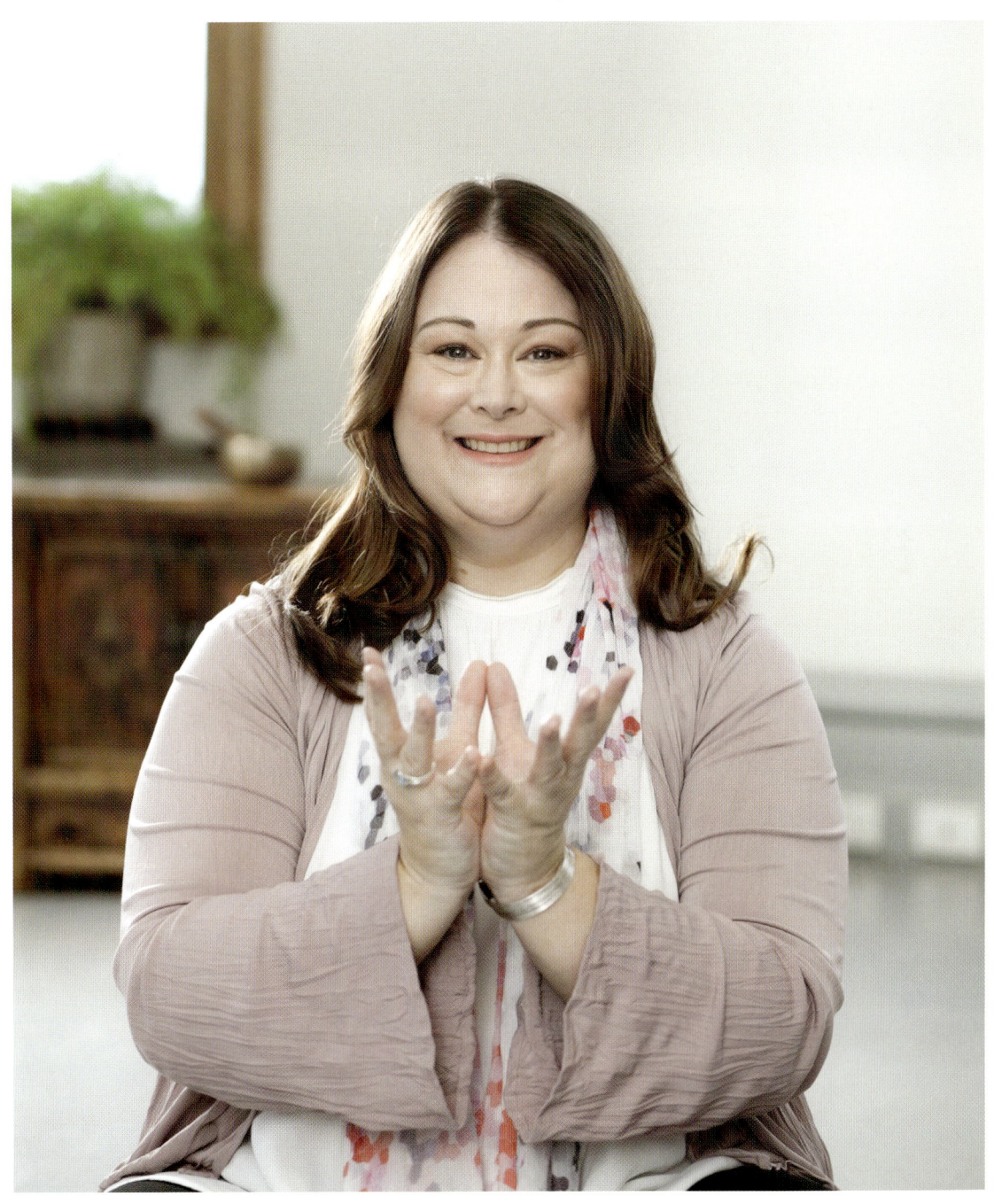

Section 5

진정한 요가의 시작

시작하려면 무엇이 필요할까?

사실 필요한 건 별로 없다! 흔히들 멋진 요가 매트나 값비싼 요가복을 사야 한다고 생각하지만, 그냥 잠옷을 입고 집에 있는 작은 카펫 위에서 해도 괜찮다. 나도 평소에 그렇게 하니까!

따로 시간 내기

집에서 요가 매트를 펴면 나와 함께 열정적으로 요가 수련을 하고 싶어 하는 털북숭이 애완동물들에게 둘러싸이는 경우가 많다. 물론 이것도 나름 재미있고 이 아이들에게 요가를 가르치는 것도 좋아하기는 하지만, 가능하면 정신을 산만하게 만드는 것들이 없는 상태에서 수련하는 게 더 좋기 때문에 혼자 수련할 수 있는 시간을 마련하려고 애쓴다.

여러분 상황에서는 그게 불가능하다면(혹은 털북숭이 가족이 자꾸 방해를 한다면) 그래도 괜찮다. 우리는 융통성 있고 지속 가능한 수련을 목표로 한다. 고대의 요가 수행자들은 수련할 공간을 깨끗이 하기 위해 바닥의 흙을 쓸어내고 신선한 공기가 통하게 하라고만 했다.

집에서 수련을 하며 규율을 정한다는 건 어려울 수도 있기 때문에, 나는 융통성 있게 나 자신을 이해하고 활용 가능한 시간과 에너지를 동원하기 위해 자기 연민 기

> **이 책을 활용하는 방법**
>
> 이 책은 안내서이므로 언제든 필요한 날에 잠깐씩 펴보는 것도 좋다. 개략적으로 설명한 방법에 따라 수련할 수도 있고 자기만의 독자적인 수련 순서를 구성할 수도 있다(강한 동작들을 수련 후반부에 배치하도록 신경 써야 한다). 3부 마지막에 프로그램 구성 예시가 나와 있다.

술을 이용한다. 어떤 날은 연습을 전혀 하지 않지만 그래도 괜찮다. 매일같이 상당한 시간을 낼 수 있는 완벽함을 발휘할 거라고 기대하면서 요가를 시작한다면 아예 첫 발도 떼지 못할 수도 있다. 정신을 집중해 몇 분 동안 호흡을 하는 것도 나한테는 요가다. 처음에는 작게 시작해서 연습할 시간을 점점 늘려가자.

음식과 음료

위가 가득 찬 상태에서는 요가 수련을 하지 않는 게 좋다. 마지막으로 식사를 한 후 최소 1시간은 기다렸다가 해야 몸이 편하다. 수련 전에 술을 마시는 건 좋지 않다.

균형 잡힌 팻 요가 수련

팻 요가에서는 여러분의 몸에 부담이 덜 가도록 동작들을 '아치 형'으로 배열하기 때문에 보다 쉽게 수련을 진행할 수 있다. 그러니까 바닥에 눕거나 앉은 자세에서 시작해 무릎 꿇은 자세와 일어선 자세로 갔다가 다시 바닥으로 돌아온다는 얘기다. 내가 진행하는 수업에는 학생들 대부분이 불편하게 느끼는 위아래로 뛰는 동작은 거의 포함되지 않는다.

- 등을 대고 누운 자세로 시작(반듯이 눕는다)
- 앉은 자세
- 무릎 꿇은 자세

태양예배 자세에 관해

태양예배 자세는 전통적인 하타(hatha) 요가 수련에서 핵심적인 자세지만, 내 경우에는 학생들에게 자주 가르치지 않는다. 우리 학생들은 누워 있던 자세에서 재빨리 일어선 자세로 바꾸는 걸 잘 못하기 때문에, 되도록 동작들을 '아치형'으로 구성해야 한다. 그래서 '앉아서 하는 태양예배'를 꾸준히 연습시키는데, 그렇게 하면 바닥에 계속 몸을 붙이고 있게 되므로 이 문제가 해결된다(56페이지).

- 일어선 자세
- 엎드린 자세(앞으로)
- 반듯이 누운 자세(등을 대고)
- 역전된 자세(머리가 심장보다 낮아짐)
- 사바아사나로 끝내기(등을 대고 누운 항복 자세)

고전적인 수업에는 다음과 같은 과정이 포함된다.
- 정신 집중
- 준비운동
- 프라나야마(호흡 운동)
- 뒤로 구부리기
- 앞으로 구부리기
- 균형 잡기
- 측면 스트레칭
- 비틀기
- 인버전(머리가 심장보다 낮아짐)
- 사바아사나 또는 명상

호흡

호흡은 생명을 의식과 연결시키는 다리이며, 여러분의 몸과 생각을 일치시킨다.

– 틱낫한(Thich Nhat Hanh)

한동안 나는 요가식 호흡을 제대로 못했다. 그 방법을 전혀 이해하지 못했던 것이다. 강사가 아무리 설명을 해줘도 호흡의 흐름을 잡을 수가 없었다. 하지만 10년 동안 불안한 마음으로 고투하면서 호흡이 지닌 치유의 특성을 이해하기 시작했다. 지금은 날마다 호흡 연습을 하고 때로는 차 안에서 하기도 한다. (호흡 연습에 관한 내용은 3부에 나온다.)

나는 오랫동안 불안 장애에 시달렸는데, 불안 장애에 대처하기 위한 도구로 요가와 약물 치료, 그리고 충분한 휴식 및 영양 섭취와 더불어 호흡을 이용한다.

호흡이나 호흡 연습과 관련된 연구를 요가의 8대 가지 중 하나인 프라나야마(pranayama)라고 부르는데, 이는 우리 수련에서 필수적인 부분이다. 이 단어는 '생명력'으로 번역되는 '프라나'와 '통제'라는 뜻의 '아야마', 이렇게 두 부분으로 나눌 수 있는데, 이 두 부분이 합쳐져 호흡을 제어하는 기술이라는 뜻이 된다.

요가 수련을 하면서 호흡을 중시하는 간단한 방법은, 정신을 집중해 자신의 호흡과 연결되는 것이다. 나는 가끔 호흡을 할 때 '지금 숨을 들이쉬고 있다/지금 숨을 내쉬고 있다'라는 말을 반복적으로 되뇌면서 호흡에 주의를 집중한다. 특히 평소보다 느리고 회복력 있는 자세를 취할 때 이 방법을 쓰면 정신이 엉뚱한 곳을 방황하지 않도록 막는 데 효과가 있다. (원래 우리 정신은 그렇게 방황하는 게 정상이다!)

전통적으로 요가를 할 때는 코로 숨을 들이쉬고 내쉰다. 그러면 뇌에 보다 편안한 상태로 전환할 때가 됐다는 걸 알려준다. 어떤 이유로든 이런 호흡이 불가능한 경우에는 그냥 원하는 방식대로 편하게 호흡하면 된다.

혼자 연습할 때 유용한 또 하나의 팁은, 우리는 보통 팔다리가 몸에서 멀어질 때 숨을 들이쉬고 팔다리를 몸 쪽으로 끌어당길 때는 숨을 내쉰다는 데 주목하는 것이다.

목적 정하기

말을 적게 할수록 더 많이 들을 수 있다. - 램 다스(Ram Dass)

산스크리트어로 '상칼파(sankalpa)'는 목표나 서약 내용, 바라는 바를 정한다는 뜻인데, 요가에서는 수련을 시작할 때 자주 이용한다. 말 그대로 자신에게 의미 있는 뭔가를 마음속에 떠올리는데, 내 경우에는 매우 단순하다. '나는 심호흡을 한다'(상칼파를 정할 때는 현재 시제를 쓴다)라는 상칼파는 예전에는 그냥 우스갯소리처럼 들렸지만 익숙해지고 나자 확실히 도움이 되는 듯하다.

이는 전통적으로 단순한 목표보다 심오한 것으로, 우리 본질의 핵심까지 가 닿으며 여러분이 원하거나 필요로 하는 게 이미 내면에 존재하고 있다고 가정한다. 따라서 '나는 내 몸에게 친절하고 애정 어린 태도를 취한다'나 '나는 사랑 그 자체다' 같은 말을 현재 시제로 혼자 되뇌는 게 중요하다

또 하나 중요한 부분은 자신의 상칼파를 수업 중에 계속 떠올리면서 그게 마음의 전면에 머물도록 하는 것이다.

자신의 상칼파를 발견하는 방법

베단타(Vedanta) 전통에서는 3가지 단계를 제시한다.

1. 스라바나(Sravana) : 메시지를 들을 수 있는 의지(자신의 진짜 소망은 무엇인가?)
2. 마나나(Manana) : 메시지에 맞춰 그걸 환영하는 것(비판 없이)
3. 니디드야사나(Nididhyasana) : 메시지가 요구하는 바를 행하는 것(내 소망이 성취되려면 어떻게 움직여야 하는가?)

수련 공간 마련

여러분 방이나 집에 요가를 수련할 수 있는 구석자리가 있다면 가장 이상적이다. 내가 꿈꾸는 집에는 작은 홈 스튜디오가 있지만, 지금 당장은 공간이 제한적이기 때문에 거실에 매트를 깔고 레고와 다른 장난감들을 발로 밀어 한쪽으로 치운 다음에 운동을 한다.

요가에 이상적인 장소는 여러분이 육체적으로나 정신적으로 편안함을 느끼는 곳이고, 몸을 움직일 여유 공간이 있어야 한다. 수련 시간에는 주의를 집중할 수 있도록 주변의 전자 장비를 모두 끄는 게 좋다.

추가적인 옵션

- 음악 : 어떤 사람은 음악에 맞춰 연습하는 걸 좋아하지만 조용한 걸 좋아하는 사람도 있다. 선택은 전적으로 여러분에게 달렸다.
- 아로마테라피 : 특정한 향기에 반응을 보이는 사람이라면 아로마오일을 발산시키거나 향초를 켜도 좋다. 난 연습할 때 이 두 가지를 모두 사용하지만 반드시 필요한 건 아니다.
- 소품 : 나는 소품을 좋아하는데, 체구가 큰 사람들이 몇몇 자세를 편안하게 취

하는 데 정말 도움이 된다고 생각한다. 하지만 집에서 직접 만들어 사용할 수도 있다.

사용한 소품	집에서 구할 수 있는 대용품
매트	카펫
볼스터	소파 쿠션
요가 블록	커다란 책
끈	벨트나 스카프
안대	스카프
의자	의자
담요	담요

Section 6

연습 전에 확인해야 하는 안전을 위한 주의 사항

영광스러운 포즈를 취하려고 몸의 본능을 억눌러서는 안 된다.

– 반다 스카라벨리(Vanda Scaravelli)

나만의 몸, 나만의 운동 범위

사람은 누구나 근육과 관절의 운동 범위가 제각기 다른 개별적인 신체를 가지고 있다. 자신의 몸뿐만 아니라 그 개별적인 범위를 존중하는 게 매우 중요하다. 예컨대 여러분의 팔이 옆 사람보다 길거나 짧을 수 있고, 어떤 사람은 관절은 아주 유연하게 잘 움직이지만 어떤 부분에서는 움직임이 제한될 수도 있다. 나는 수업 시간에 남을 신경 쓰지 말고 '자기 매트에서 눈을 떼지 않는 게' 좋다고 말한다.

내가 처음으로 칭찬을 받은 부분이자 스스로 요가에 재능이 있다고 생각한 이유 중 하나는 척추가 아주 유연하게 움직인다는 것이었다. 그래서 아무 문제없이 허리를 구부려 두 손바닥을 바닥에 붙일 수 있다. 나는 이런 동작을 자주 하면서 내가 요가에 적합한 대단한 인재라고 생각했다! 하지만 그건 연습이나 기술 때문이 아니라 쓸모없이 크기만 한 동작 범위 때문이라는 걸 깨닫고는 지나치게 근육이 늘어나지 않도록 주의하기로 했다.

요가원에서 수업을 받을 때는 자기 몸을 남들과 비교하지 않는 게 현명하다. 집에서 연습할 때는 이 책에 실려 있는 사진을 지침 삼아 어떤 자세가 자신에게 적합한지 파악해야 한다. 절대적으로 옳거나 그른 자세란 건 없으며, 대부분의 자세에는 편안하게 대체할 수 있는 몇 가지 버전이 존재한다. 자기 몸이 멈추고 싶어 하는 지점이 어디인지 주의 깊게 귀를 기울이면서 멈추는 것도 기술이다(괜한 자존심은 뛰어난 요가 수련자에게도 악영향을 미친다).

스스로 편안하게 느껴지는 범위를 넘어서면 절대 안 된다. 요가에는 몸에 이로운 고통 같은 건 존재하지 않는다. 통증은 동작을 멈추고 좀 더 적절한 지점으로 돌아가라고 알려주는 몸의 신호다. 부상을 피하려면 이런 몸의 소리에 귀를 기울여야 한다.

때로는 그 동작을 아예 안 하는 게 가장 현명한 길일 수도 있다(다치는 것보다는 특정한 동작을 건너뛰는 게 훨씬 낫다!).

다음은 사람들이 공통적으로 불편함을 느끼는 신체 부위들이다. 이건 아주 기본적인 목록이므로, 여러분이 특정한 부위에 부상을 입은 경우에는 의사를 만나 요가 수련을 해도 안전한지 확인해야 한다.

무릎

무릎이 안 좋은 사람이 많은데 이 문제를 피할 방법이 있다. 무릎을 다쳤거나 잘 움직일 수 없는 상태라면 무릎 꿇는 자세가 나올 때마다 이렇게 하면 된다.

1. 담요나 부드러운 받침대를 무릎 아래에 덧댄다.
2. 79~80페이지의 '고양이/암소 자세'처럼 앉아서 하는 자세로 변형시킨다.

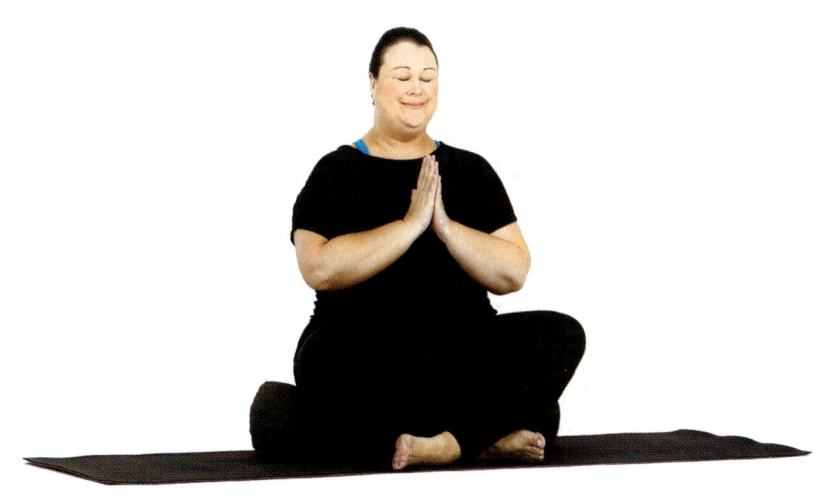

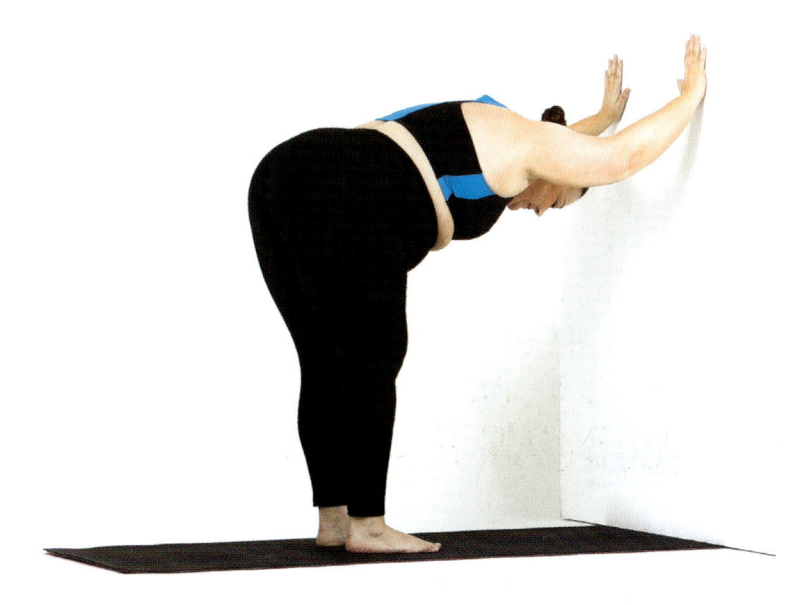

어깨

요가 수련 중에는 양팔을 머리 위로 들어 올리는 동작을 많이 한다. 이 동작이 여러분 어깨에 적합하지 않을 수도 있고 증상을 악화시킬 수도 있다. 그렇다면 대신 다음과 같은 방법을 시도해보자.

1. 똑바로 선 자세에서 양팔을 몸 옆으로 늘어뜨린다.
2. 양손을 모아 기도하는 자세를 취한다.
3. '삼각 자세'를 할 때처럼 천장을 향해 팔을 뻗으라는 지시를 받으면, 그냥 손을 허리 뒤쪽의 잘록한 부분에 대고 손바닥이 바깥쪽을 향하게 한다.

목

목이 약한 사람은 다음과 같은 사항을 유념하는 게 좋다.

1. '위쪽을 쳐다봐야' 하는 자세가 나올 때마다 그 부분은 넘어가고 계속 앞쪽을 응시한다.
2. 바닥에 누울 때는 담요를 접어서 목 아래에 받치고 눕는다.

손목

'엎드린 강아지 자세'처럼 손목과 어깨에 많은 압력이 가해지는 자세가 몇 개 있는데, 이때 통증이 느껴질 경우, 다음과 같이 변형할 수 있다.

1. 가장 바람직하고 안전한 대안은 '벽을 짚은 강아지 자세'다.
2. 손목에 문제가 있어서 손목 대신 팔뚝에 체중이 실리는 게 편하다면 그렇게 할 수도 있다.
3. 손목을 잘 지탱할 수 있도록 매트 앞부분을 2.5~5센티미터 정도 쐐기 모양으로 말아 올려서 사용하는 것도 괜찮다.

현기증을 느낄 때

앞으로 구부린 자세를 하면서 머리가 심장보다 아래로 내려가면, 혈압이 높은 사람은 현기증이 날 수 있다. 혹은 머리를 아래로 숙이는 자세 자체가 불편할 수도 있다. 이에 대한 몇 가지 대안으로 다음과 같은 방법이 있다.

1. 이런 자세를 취할 때 머리를 들어 올리면 문제가 완화될 수 있다.
2. 75~76페이지에 소개한 '다리 벌려 앞으로 구부리기'를 할 때처럼 의자나 볼스터를 이용한다.
3. 앞으로 구부리거나 몸을 뒤집는 동작을 연습 과정에서 제외시킬 수 있다.

가슴

누구나 다 가슴이 크거나 가슴 때문에 신경이 쓰이지는 않겠지만, 어떤 이들은 남들보다 가슴이 커서 편안한 연습이나 호흡에 방해를 받기도 한다. 요가 연습 중에 기절하는 건 결코 바람직한 모습이 아니잖은가!

1. 한 가지 방법은 연습 중에 가슴을 잘 고정시킬 수 있도록 스포츠 브라를 두 개 착용하는 것이다.
2. 두 번째 방법은(겁 많은 사람에게는 권하지 않는다) 스카프나 요가 스트랩으로 가슴을 '묶는' 것이다. 스트랩이 이런 용도에 꽤 적합하다.
3. 편안한 호흡을 방해하는 자세는 취하면 안 된다. 그런 자세는 여러분에게 적합하지 않으니 연습하지 않아도 괜찮다.

복부

자기 배 때문에 불편함을 느끼는 사람들이 많지만, 나는 뱃살이 운동에 방해가 돼서(그럴 때가 있다) 짜증이 날 때마다 어린 아들이 내 배에 대해 물었을 때 내가 해준

말을 떠올린다. "왜 배가 그렇게 뚱뚱해요, 엄마?"라고 묻는 아들에게 "정말 아름답지 않니? 한때는 네가 이 안에 살았거든!"이라고 말했다.

어떤 이들은 몸통의 중간 부분이 다른 어느 부분보다 방해가 된다고 여긴다(꼭 사이즈 때문이 아니더라도). 어떤 요가 교사는 예전에 "당신의 넉넉한 몸집을 위한 공간을 만들어야 해요"라고 말하기도 했다. (그게 사실이긴 해도, 그 자리에 있던 사람들이 다 듣게 널리 알릴 필요는 없지 않은가!)

1. 몸을 움직여서 공간을 확보한다. 자세를 넓히거나 다리를 더 넓게 벌려서 몸을 앞으로 구부릴 때 불편하게 죄는 느낌이 들지 않고 넉넉한 느낌이 들어야 한다.
2. 배를 움직인다. 뚱뚱한 요가 교사 여러 명이 이 방법을 추천했지만 나는 이에 대해 복합적인 반응을 보였다. 그러니 여러분도 직접 실험해보고 어떤 기분이 드는지 알아보자. 아주 부드럽게, 그리고 사랑과 존중의 마음을 담아 배를 척추 쪽으로 밀어 넣어 움직일 공간을 확보하는 것이다. 배를 움직이거나 접으면 호흡이 제한될 듯하지만, 이 부분은 사람마다 경험하는 게 다르다.

각 자세를 유지하는 시간

이건 수련하는 시간과 당일의 체력이나 필요에 따라 개인이 선택해야 하는 문제다. 나는 일반적으로 3~10번 숨 쉬는 동안 한 자세를 유지하는 걸 추천하지만, 여러분의 필요에 따라 조정하면 된다. 이 자세들은 대부분 장시간 유지할 경우 자연적인 회복 효과를 발휘할 수 있다. 3~10분간 유지하기에 적합한 자세들은 파란 사각형(■)으로 표시해 두었다.

눈은 떠야 하나, 감아야 하나?

나는 집에서 수련할 때는 항상 눈을 감고 한다. 가끔 학생들을 가르칠 때도 내가 지금 어디 있는지 잊어버리고 평소 몸에 밴 버릇대로 눈을 감기도 한다. 여러분도 자세 잡는 요령을 익히고 어느 손이 어디로 가야 하는지 익숙해지면 가끔 눈을 감고 연습해 보라고 권하고 싶다. 그러면 자기 몸을 더 확실하게 느끼고 경험을 심화시키는 데 도움이 된다.

눈을 감기 싫다면(어떤 사람들은 그러기 싫어하는데, 그래도 상관없다) 자신이 안전하고 편안하게 느껴지는 방식대로 연습하면 된다!

PART 2
팻 요가 아사나

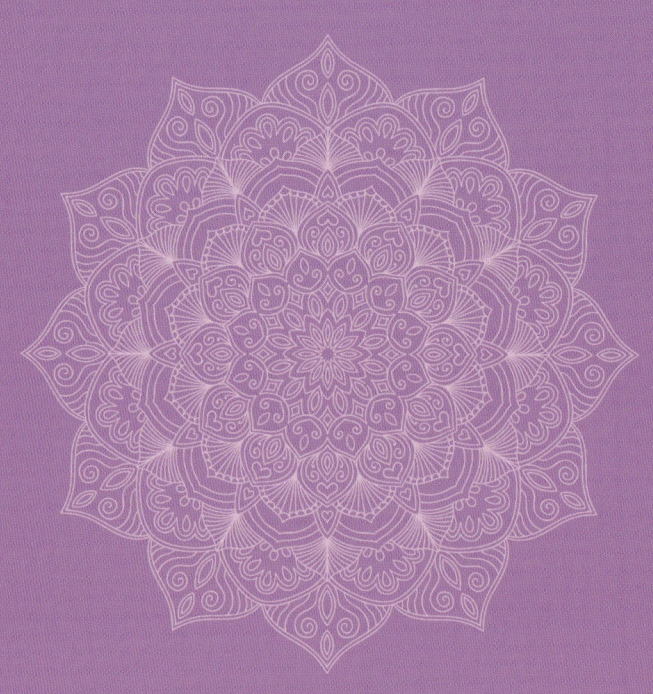

Section 1

태양예배 자세

 앉아서 하는 태양예배 자세는 멋진 준비운동이 되므로 자주 활용하는 편이다. 이 자세를 준비운동의 하나로 이용하는 경우, 관절과 근육이 아직 준비가 덜 된 상태이므로 가급적 천천히 움직이고 어떤 자세에서든 몸을 과하게 뻗지 않도록 주의해야 한다.

 나는 대개 책상다리를 하고 앉아서 이 연습을 하는데(몸이 고르게 스트레칭되도록 한 번 절을 할 때마다 다리를 겹친 방향을 반대쪽으로 바꾼다), 엉덩이 아래에 접은 담요를 깔고 앉아 허리와 엉덩이를 보호한다.

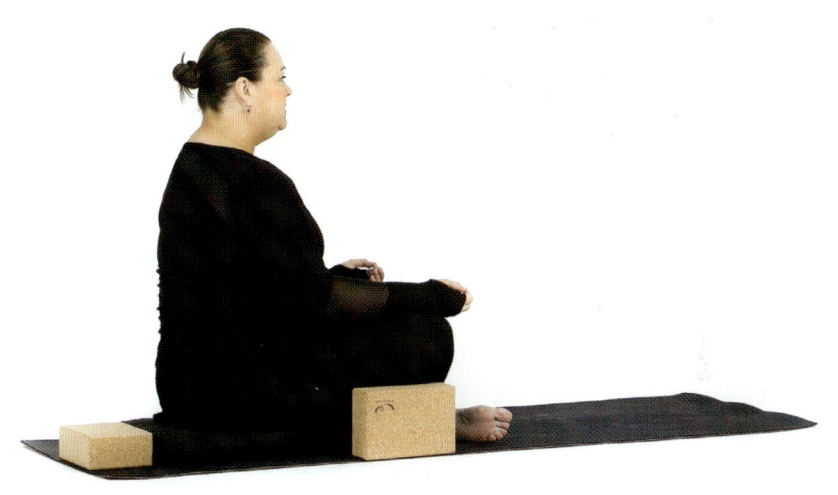

Hints and Tips

내가 가르치는 학생들 중에는 책상다리가 굉장히 불편하다는 이들도 있다(이 동작을 힘들어하는 사람이 이렇게 많은데, 이걸 '편안한 자세'라고 하다니 참 재미있지 않은가!). 여러분이 원한다면 책상다리 대신 막대 자세(69페이지)로 앉는 게 가장 간단한 대처 방법이다. 요가 도중에 바닥에 앉아야 하는 경우, 자신에게 가장 편한 자세로 바꿔 앉거나 그냥 의자에 앉아서 해도 된다.

앉아서 하는 태양예배 자세

자세 유지와 관련해
3~10분 정도 유지하기에 적합한 자세에는 ■ 표시가 되어 있다.

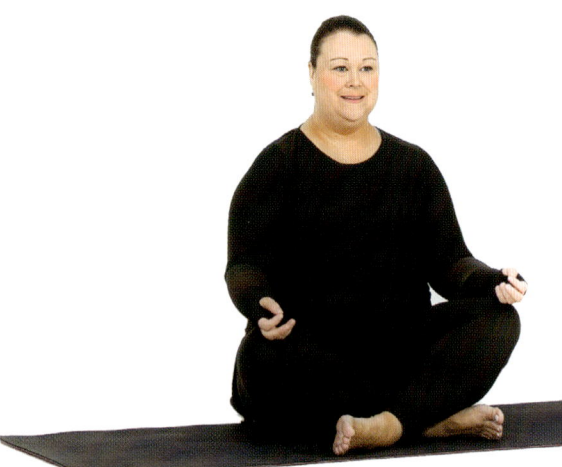

❶ 가장 편안한 자세로 앉아서 마음을 가다듬기 위해 '한숨'을 두어 번 쉰다. 코를 통해 깊게 숨을 들이쉬었다가 입을 통해서 '한숨' 쉬듯이 긴장을 내뱉는 것이다. 이때 소리를 내도 괜찮다.

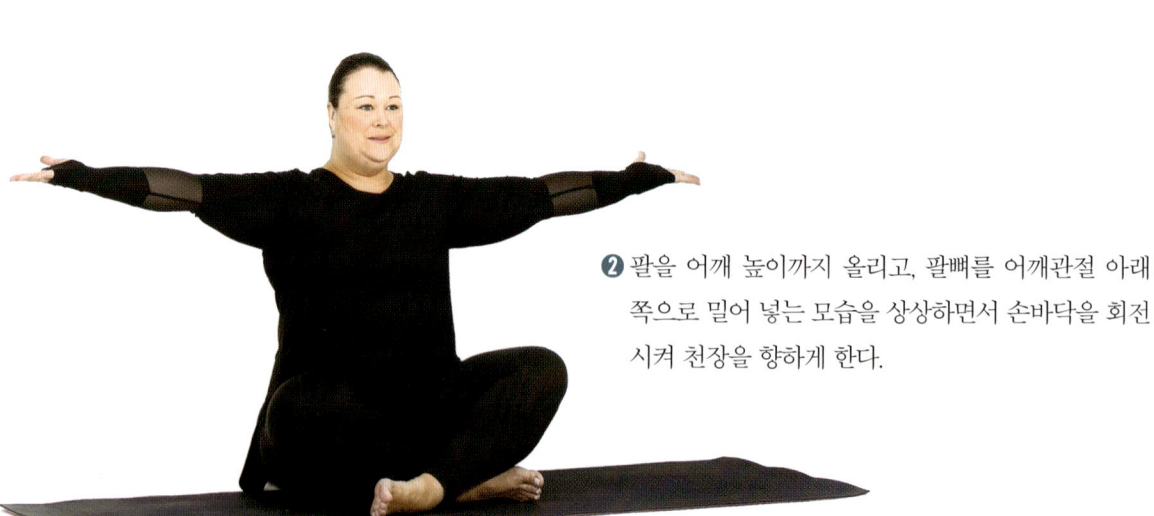

❷ 팔을 어깨 높이까지 올리고, 팔뼈를 어깨관절 아래쪽으로 밀어 넣는 모습을 상상하면서 손바닥을 회전시켜 천장을 향하게 한다.

❸ 천천히 팔을 머리 위로 올리는데, 이때 어깨가 귀 쪽으로 바싹 치켜 올라가지 않도록 긴장을 풀고, 한두 번 숨을 들이쉰다.

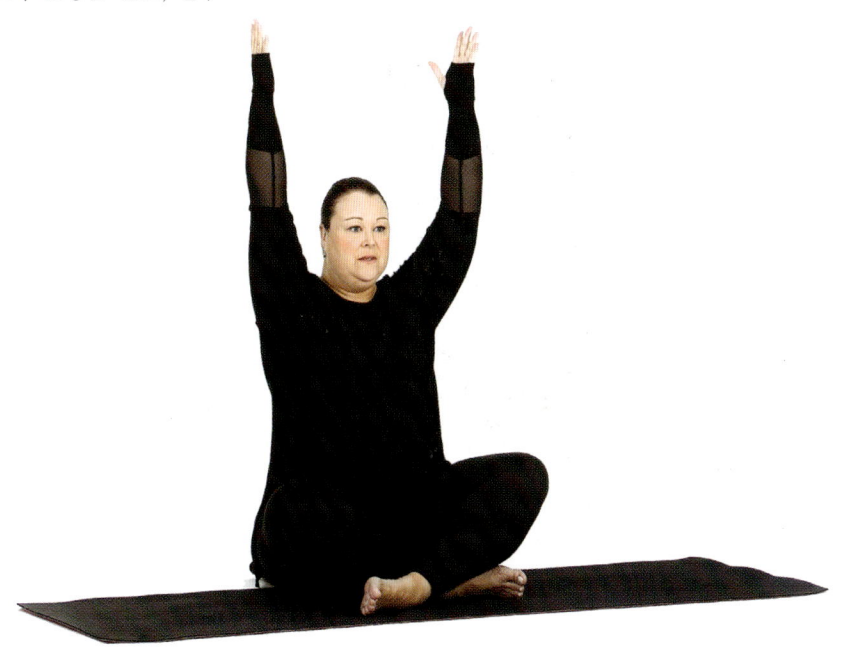

❹ 숨을 내쉬면서 엉덩이부터 시작해 조심스럽게 몸을 앞으로 구부려서 양손으로 자기 몸을 짚거나 바닥을 짚고 한두 번 숨을 쉰다.

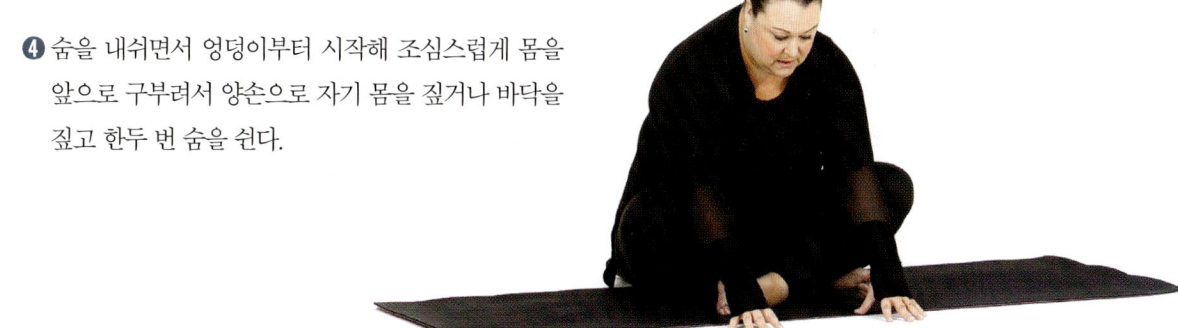

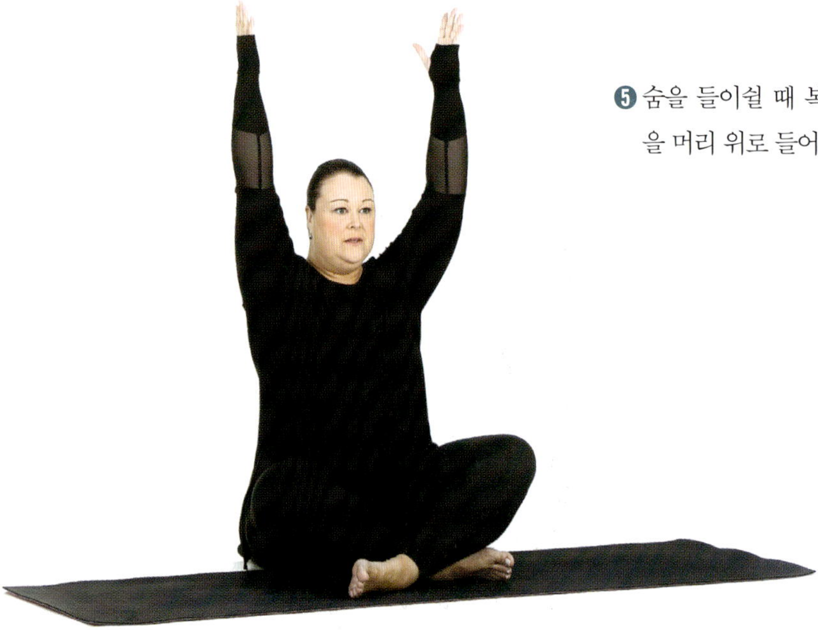

❺ 숨을 들이쉴 때 복근을 이용해 몸을 일으키면서 팔을 머리 위로 들어올린다.

❻ 숨을 내쉬면서 손바닥을 가운데로 모은 뒤 몸 중심선을 따라 아래로 내려서 기도하는 자세를 취한다.

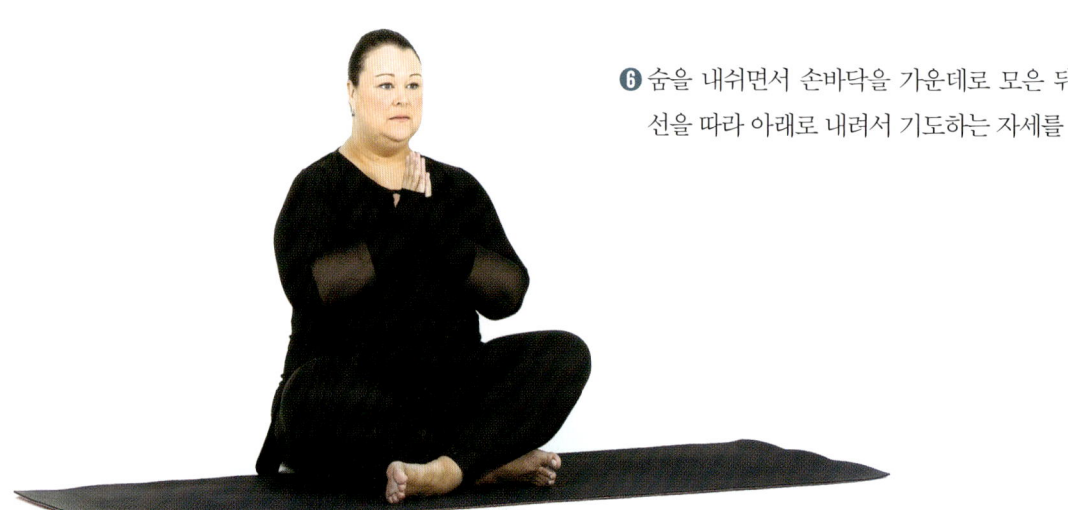

❼ 여기서 왼손을 몸 반대편으로 뻗어 오른쪽 무릎을 잡고 오른손은 가볍게 비틀어 몸 뒤쪽을 향하게 한다. 이때 손가락은 바닥이나 요가 블록을 짚고 턱은 바닥과 평행이 되게 살짝 들어올리며, 목 상태가 괜찮으면 살짝 어깨 너머를 쳐다본다. 이 자세에서 몇 번 호흡한 뒤 방향을 바꿔 왼쪽으로 몸을 비튼다.

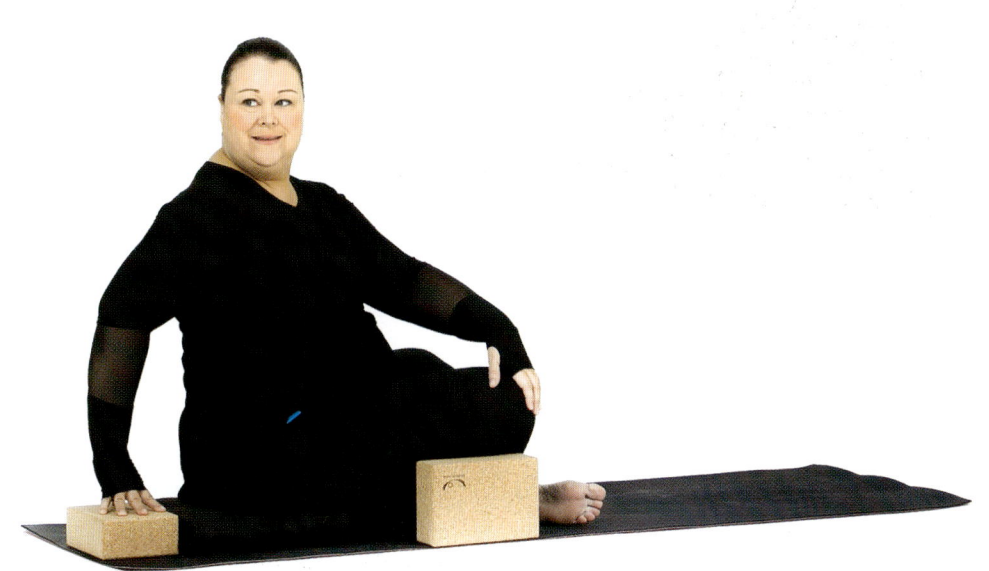

❽ 가운데로 돌아가 오른손으로 몸 옆의 바닥을 짚고(엉덩이와 일직선을 이루는 지점) 왼손을 머리 위로 들어 오른쪽으로 구부린다. 손바닥은 아래로 향하게 해서 몸 옆쪽 전체를 스트레칭한다. 이 자세에서 몇 번 숨을 쉬고 가운데로 돌아가 왼손을 아래로 내려서 몸 왼쪽 스트레칭을 마무리한 뒤 방향을 바꿔 반복한다.

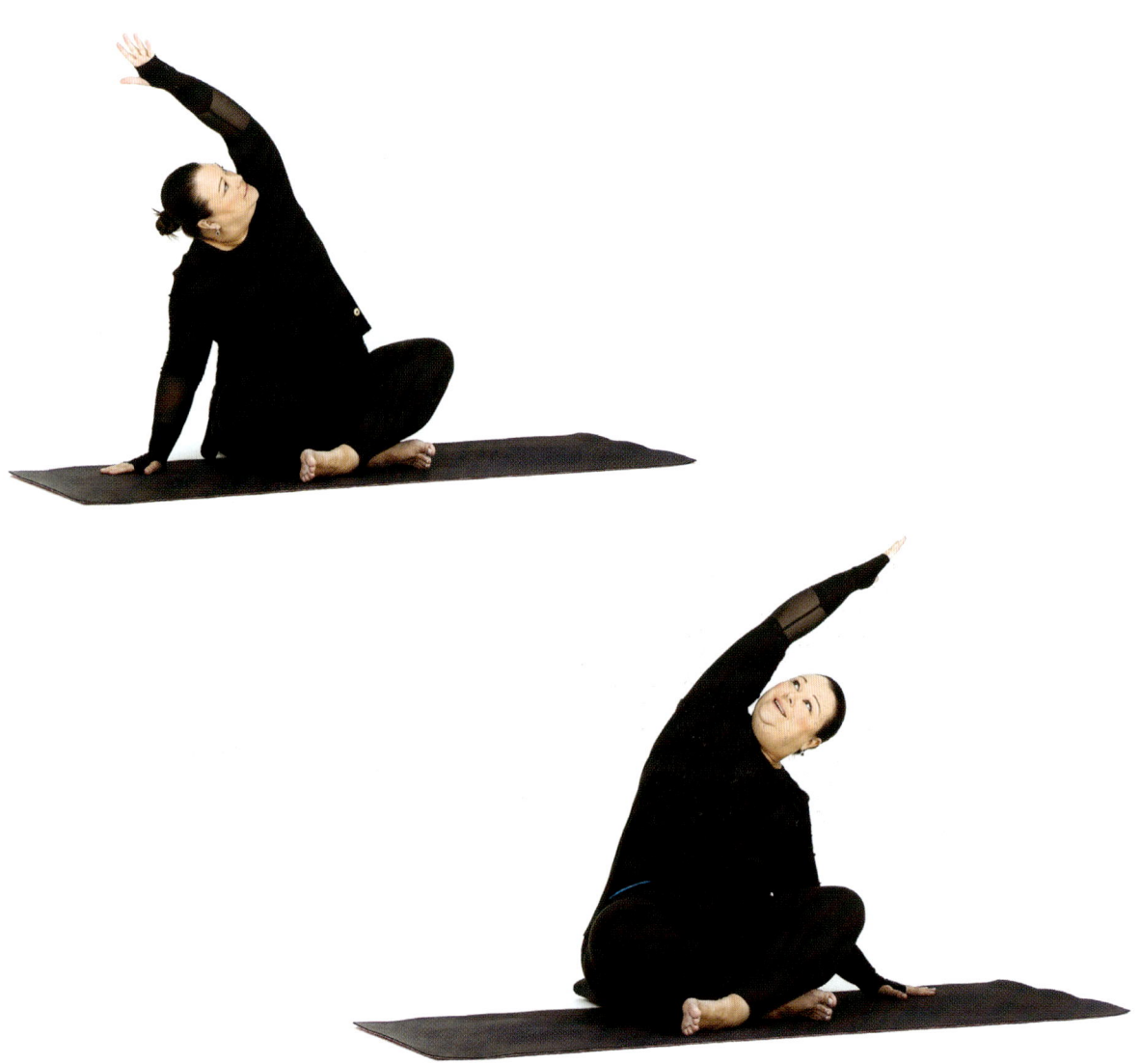

❾ 측면 스트레칭을 두어 번 정도 한 뒤, 팔을 다시 양옆으로 벌리고 손바닥이 천장을 향하게 한 채로 숨을 들이쉬면서 팔을 머리 위로 올려 양 손바닥이 서로 마주보게 한다.

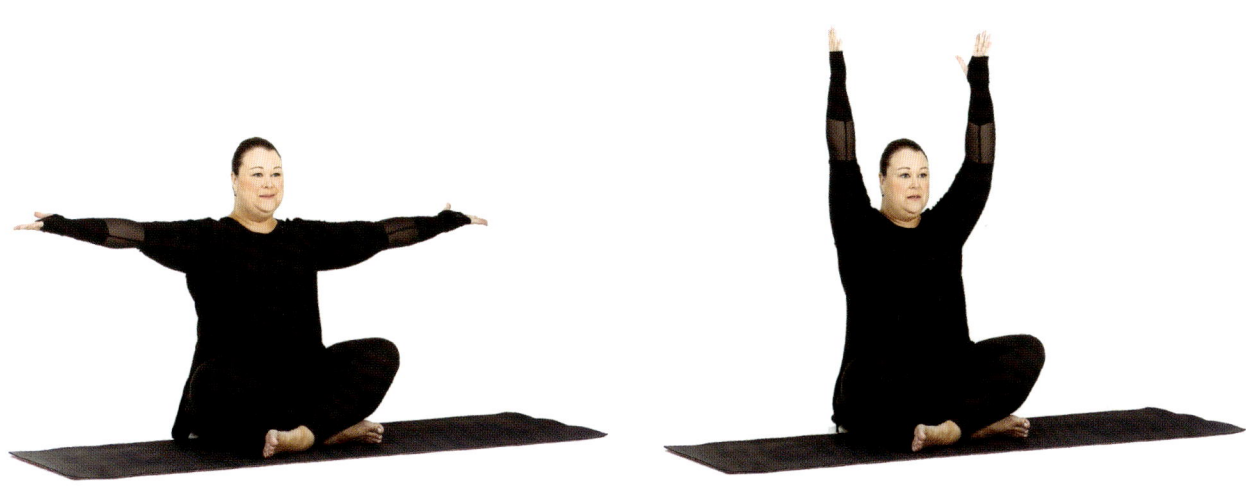

❿ 숨을 내쉬면서 양손을 몸 중심선을 따라 아래로 내려서 기도하는 자세를 취한다.

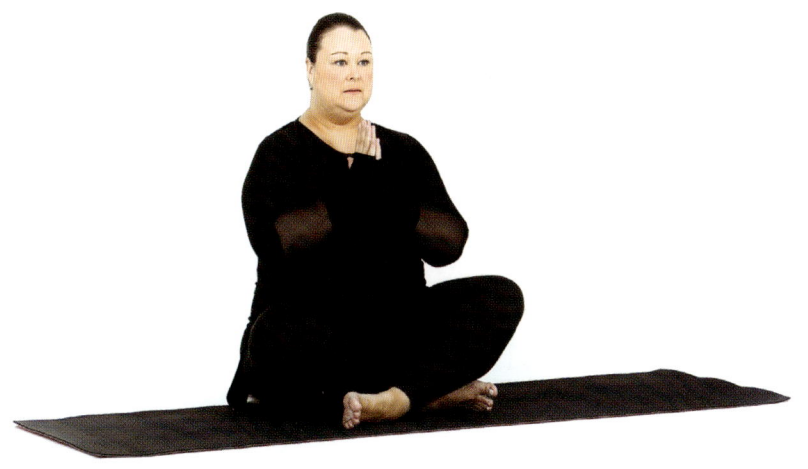

변형 태양예배 자세

전통적인 태양예배 자세를 힘들어하는 사람들을 위해(배와 가슴이 방해가 될 수 있다!) 이 자세를 조금 수정해봤다. '엎드린 강아지 자세(다운독)'는 포함되어 있지 않지만, 이 동작을 좋아한다면 추가해도 된다.

태양예배 자세는 요가 수련의 수많은 요소들을 간단한 빈야사(vinyasa 물 흐르듯 이어지는 일련의 동작들)로 통합한 것이기 때문에 연습할 때 몇 가지 동작을 추가하기에 아주 좋지만, 모든 사람에게 적합하지는 않다.

기력이 떨어졌을 때는 태양예배 자세도 정말 천천히 하면서, 충분한 시간을 들여 자세 하나하나를 유지하면서 호흡에 정신을 집중한다.

반드시 기억해야 할 점은 이게 자신의 수련이라는 사실이다. 언제든 자기에게 필요한 걸 자신이 스스로 결정해야 한다!

Hints and Tips

앞으로 구부리는 동작을 연습할 때는 자기 몸을 움직일 공간을 만들기 위해 다리를 엉덩이 너비보다 더 넓게 벌려도 된다.

❶ 양손을 가슴 정중앙에 모으고 서서
기도 자세로 몇 번 심호흡을 한다.

❷ 숨을 들이쉬면서 천천히 양팔을 머리
위로 들어 올려 손바닥을 붙인다.

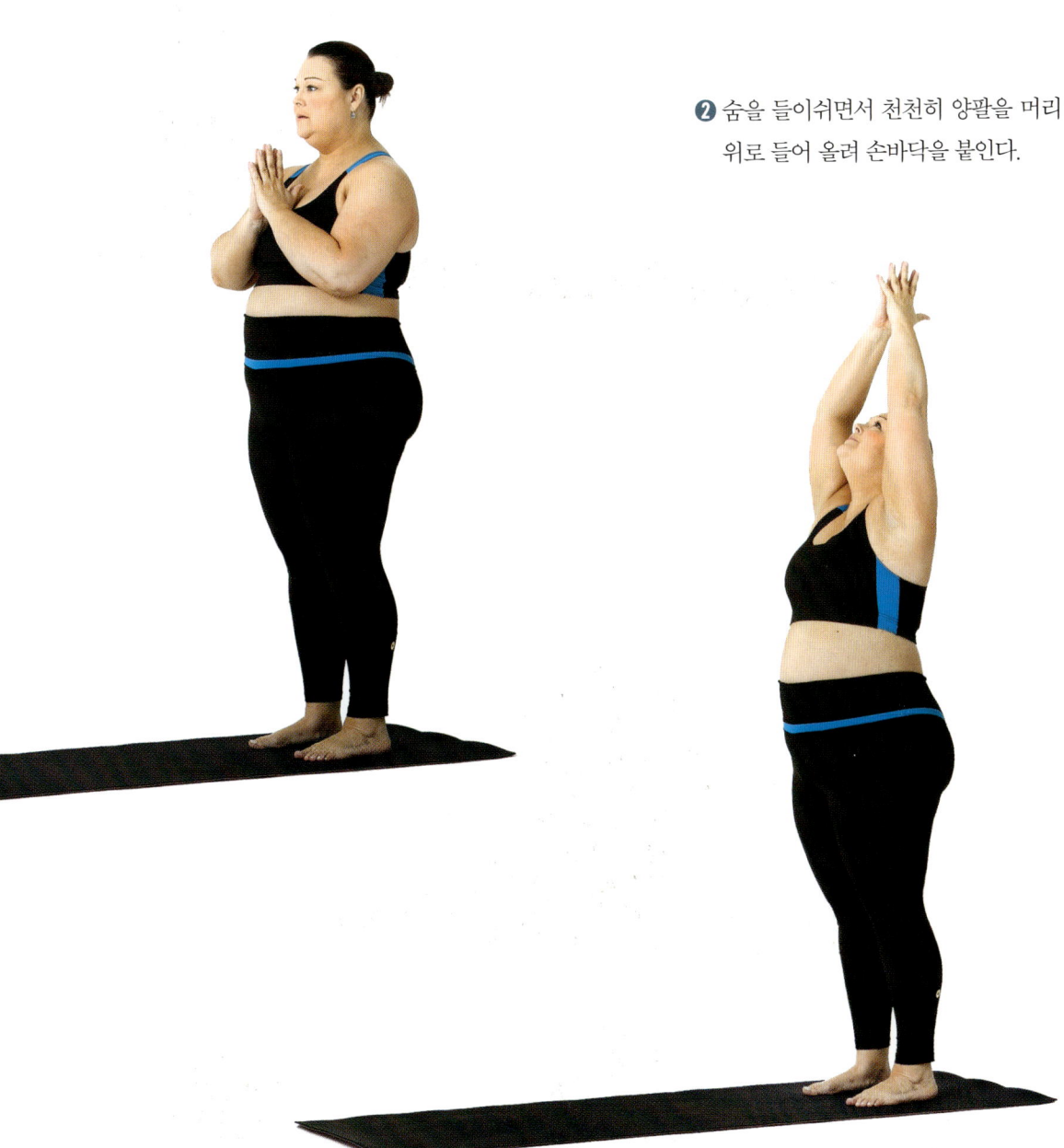

❸ 숨을 내쉬면서 팔을 내리고 엉덩이부터 몸을 접어 앞으로 구부린 자세를 취한다. 이때 무릎을 부드럽게 구부리면 동작 취하기가 훨씬 쉽다.

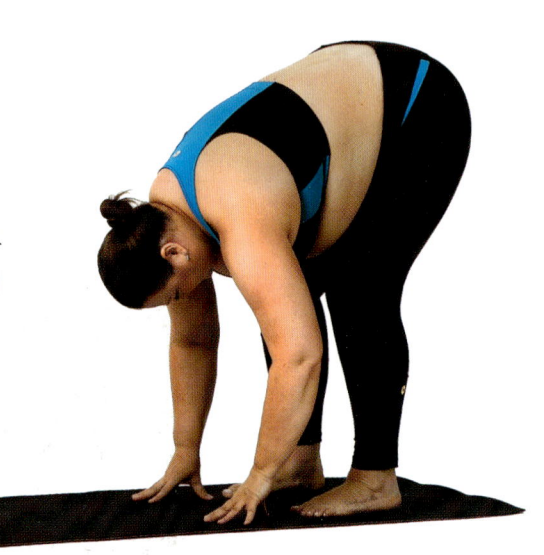

❹ 무릎을 완전히 구부리고 손으로 바닥을 짚은 뒤 무릎을 부드럽게 바닥에 대서 테이블 자세를 취한다.

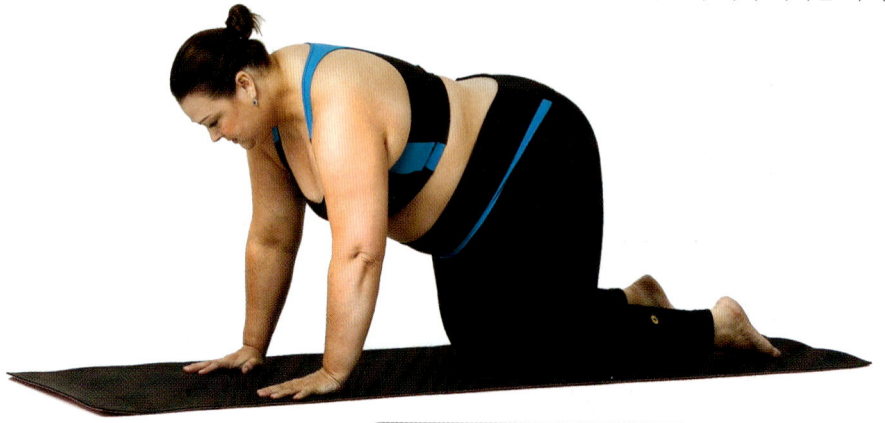

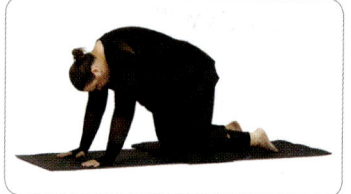 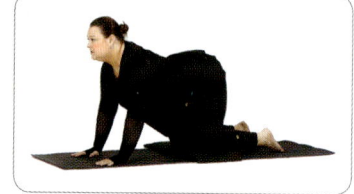

❺ 무릎이 약한 사람은 테이블 자세를 취할 때 무릎 밑에 담요를 대도 괜찮다.

❻ 관절 보호를 위해 자세를 조정해서 팔꿈치를 약간 구부리고, 고양이와 암소 자세로 들어가기 전에 손목 보호를 위해 손과 손가락에 무게가 약간 실리도록 한다. (고양이와 암소 자세는 85~86페이지 참조)

❼ 숨을 들이쉬었다가 내쉴 때 턱을 가슴 쪽으로 당기고, 척추가 천장을 향하게 하면서 배꼽을 척추 쪽으로 당긴다.

❽ 숨을 들이쉴 때 턱을 조심스럽게 들고 척추를 부드럽게 휘면서 가슴을 들어 올린다. 1~2회 반복한다.

❾ 상체를 바닥에 대고 팔꿈치는 대략 어깨 아래쯤에 오도록 하고 팔뚝과 손은 앞쪽을 향하게 해서 스핑크스 자세를 취한다. 가슴을 조금 들고 턱은 바닥과 평행한 상태를 유지한다. 이 자세에서 원하는 만큼 여러 번 숨을 쉬는데, 악어 자세를 기억해서 따라하는 것도 좋은 방법이다. (132페이지 참조)

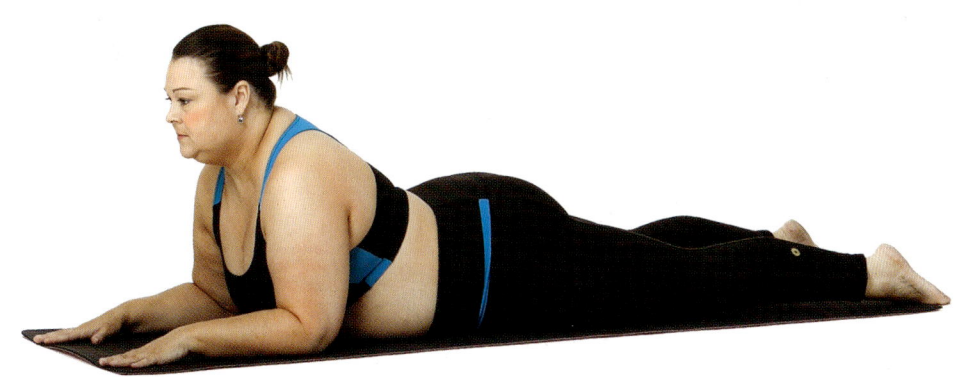

❿ 숨을 들이쉬었다가 내쉬면서 손을 끌어당기고 몸을 일으켜서 테이블 자세를 취한다. 무릎 사이를 벌리고 엉덩이를 뒤꿈치 쪽으로 밀면서 팔을 앞쪽으로 쭉 뻗는다. 어깨는 넓게 벌리고 머리를 매트(또는 주먹 쥔 두 손) 위에 올려 아기 자세를 취한다. 이 자세를 유지하면서 숨을 몇 번 쉰다(아기 자세는 96~97페이지 참조). 아기 자세가 불편하면 테이블 자세를 계속 유지한다.

⓫ 무릎 꿇은 자세를 취하면서 오른쪽 다리를 앞으로 옮겨 무릎을 굽히고 왼쪽 발가락은 아래로 구부린다. 뒤쪽 다리에 집중하면서 그 다리를 이용해 몸을 바닥에서 일으킨 다음, 무릎 굽히고 앞으로 구부린 자세를 취하면서 오른쪽 다리와 왼쪽 다리를 붙인다.

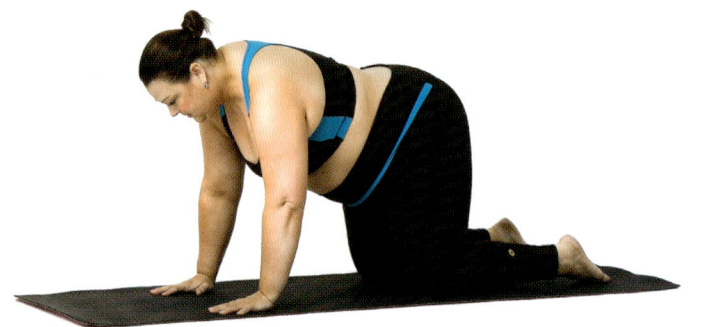
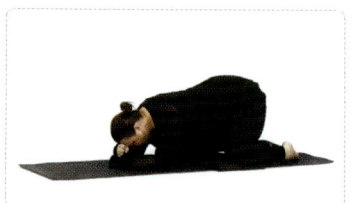

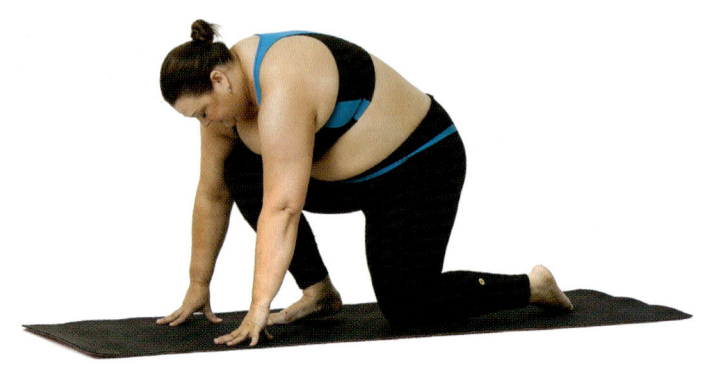

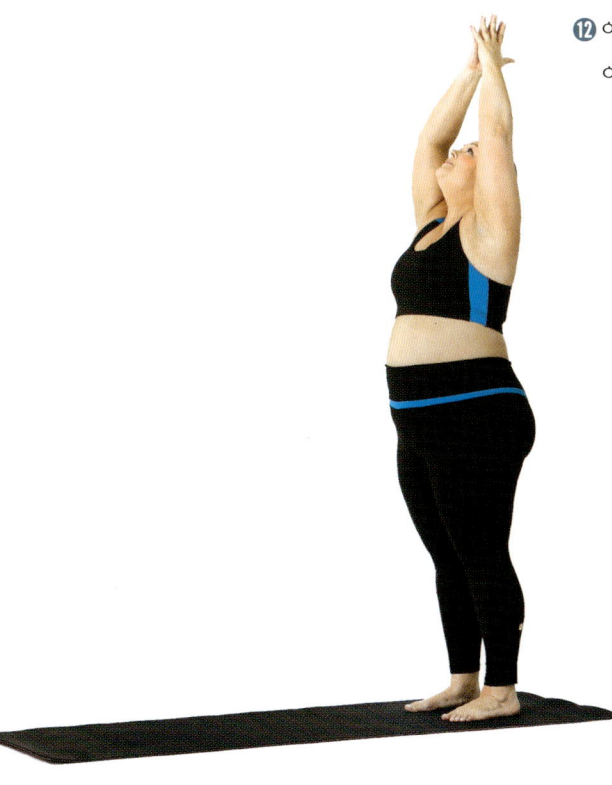

⓬ 아주 천천히 일어나 양팔을 넓게 벌렸다가 머리 위로 들어 손바닥을 마주 댄다.

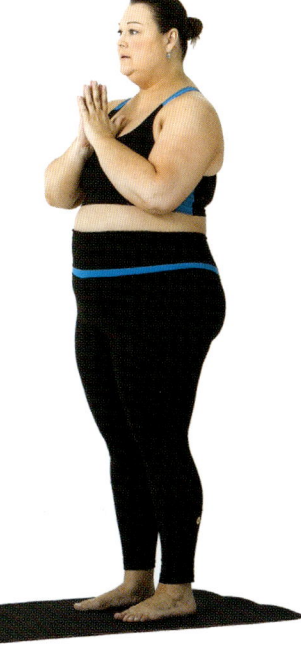

⓭ 양손을 천천히 몸 중심선 쪽으로 내려서 양손 엄지를 가슴에 대고 기도 자세를 취한다.

⓮ 왼쪽 다리를 중심으로 다시 반복하면 한 세트가 끝난다. 원하는 만큼 여러 번 되풀이한다!

Section 2
앉아서 하는 동작

Hints and Tips

- 앉은 자세를 취할 때는 관절 보호를 위해 엉덩이 아래에 접은 담요를 깔아서 엉덩이가 약간 들리게 한다.
- 책상다리로 앉는 것이 힘들다면 막대 자세(69페이지)를 활용하는 것도 좋다.
- 앞으로 구부렸을 때의 모습은 사람마다 다르므로(앉아서 구부리든 서서 구부리든), 무릎 아래에 돌돌 만 담요를 받쳐서 무릎을 지탱할 수 있다는 걸 유념하자. 또 발가락에 손이 닿는 건 일부 사람들만 가능하므로 억지로 애쓰기보다는 편안한 스트레칭을 목표로 삼아야 한다.
- 필요한 경우 앉거나 서서 앞으로 구부릴 때 다리를 약간 더 넓게 벌려서 자신의 몸(배와 가슴)에 알맞은 공간을 마련한다.

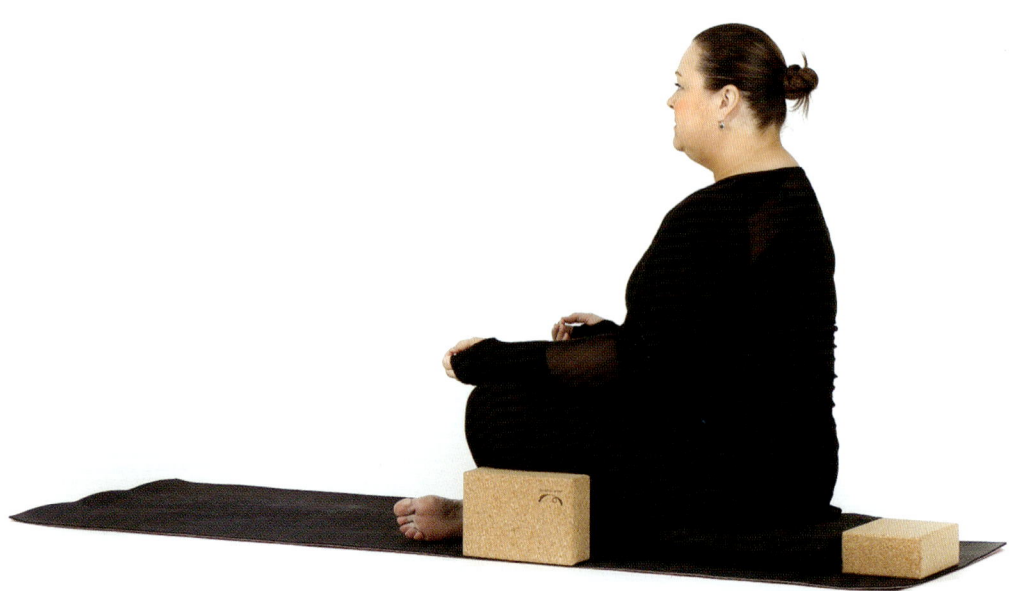

막대 자세

❶ 접은 담요의 가장자리에 앉아서 다리를 엉덩이 너비로 벌려 앞으로 쭉 뻗으면서 발가락이 천장을 향하게 한다. 다리에 힘을 준다.

❷ 똑바로 앉아서 척추가 자연스러운 곡선을 그리게 하면서 어깨의 힘을 뺀다.

❸ 양손(혹은 손가락)으로 엉덩이 옆의 바닥을 짚는다.

❹ 다리에 힘을 주고 발끝을 얼굴 쪽으로 당긴다.

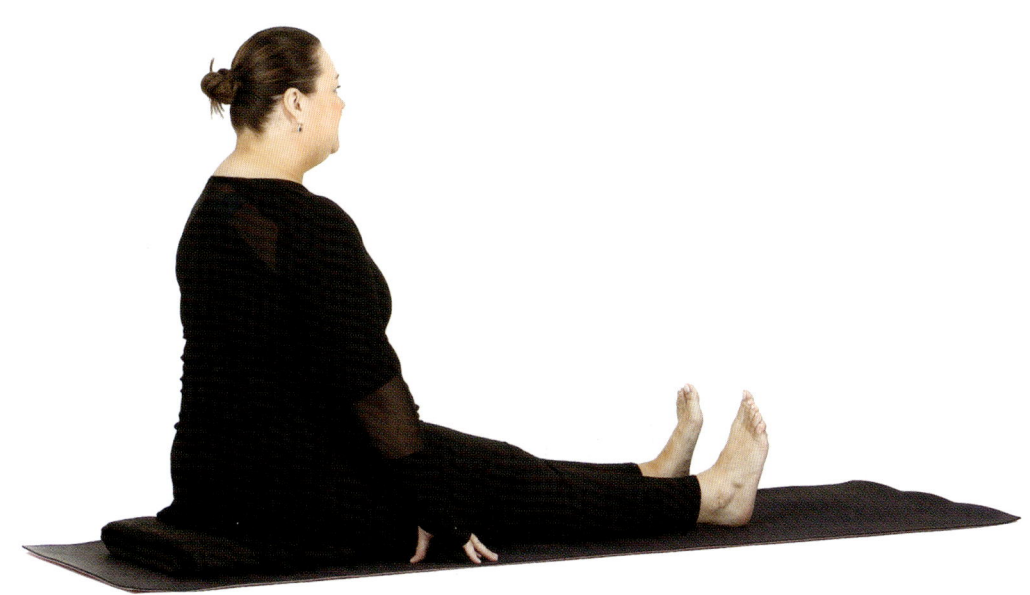

쉬운 책상다리 자세

❶ 접은 담요의 가장자리에 앉아 막대 자세(69페이지)로 시작해서 자신에게 가장 편안한 자세로 다리를 교차시킨다.

❷ 똑바로 앉아 어깨의 긴장을 풀고 가슴을 살짝 내민다.

❸ 양손은 가볍게 무릎 위에 올린다.

❹ 무릎이 불편하면 막대 자세로 돌아가거나 양쪽 무릎 아래에 요가 블록을 댄다.

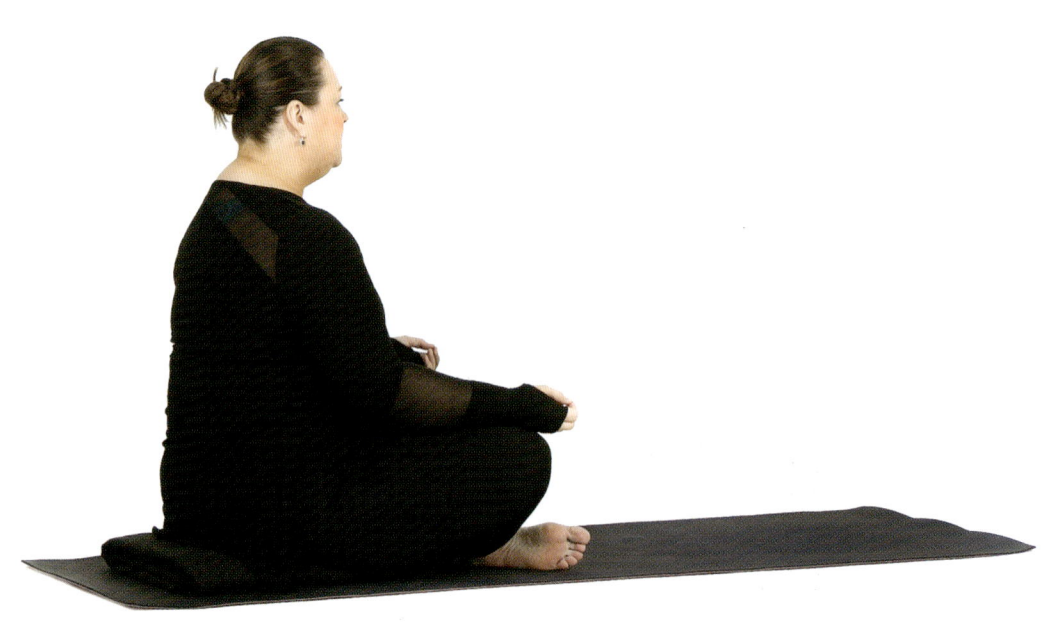

나비 자세 ver.1

① 접은 담요의 가장자리에 앉아 막대 자세(69페이지)로 시작해서 양발바닥을 서로 맞댄다.

② 이때 몸과 발 사이의 거리는 자신의 체형에 따라 다르다. 어느 정도 거리가 자기에게 적당한지 여러모로 실험해보는 게 좋다.

③ 양손은 무릎이나 다리 위에 편안하게 올리고, 똑바로 앉아서 호흡하거나 앞쪽 바닥 또는 볼스터나 요가 블록에 손을 짚고 몸을 앞으로 구부린다.

④ 부드럽게 숨을 쉬면서 5~10번 호흡하는 동안 이 자세를 유지한다.

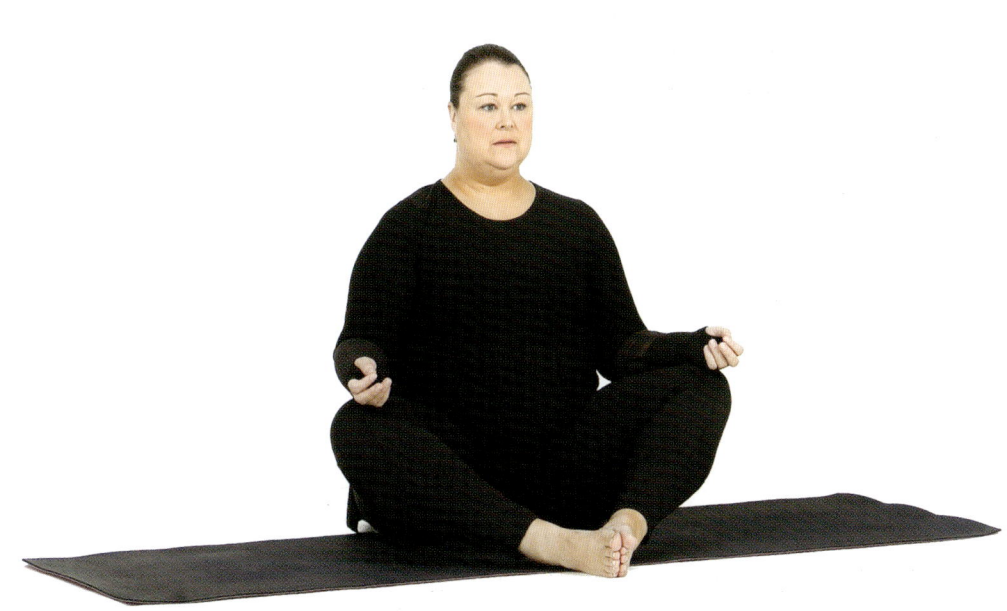

나비 자세 ver.2

❶ 양쪽 무릎 아래에 요가 블록을 대서 무릎과 엉덩이가 편안한 위치로 오게 한다.

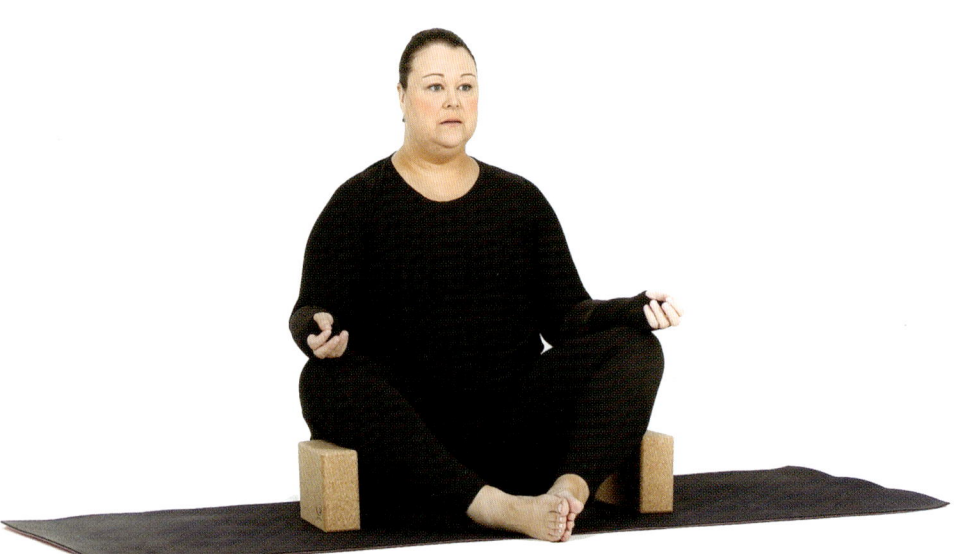

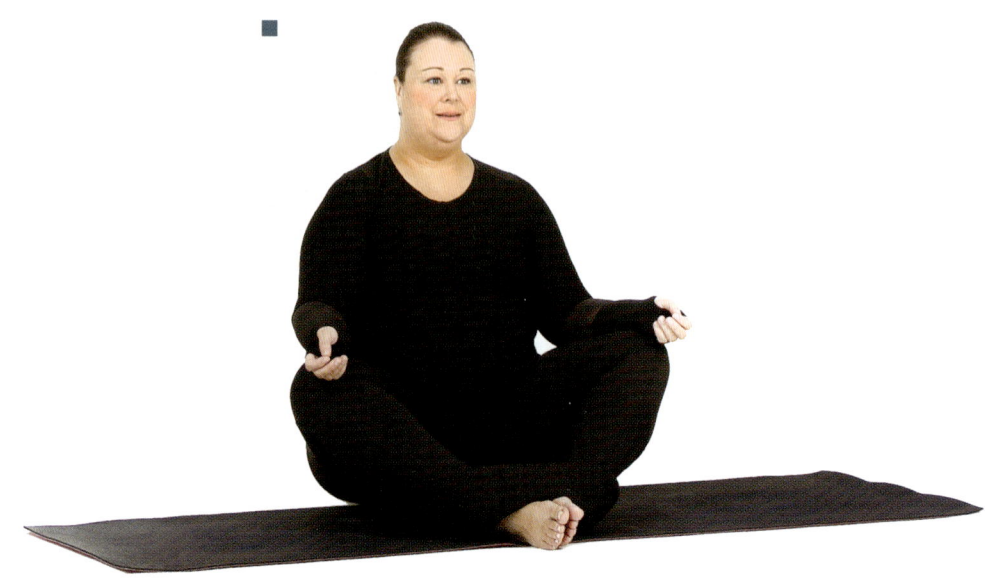

나비 자세 ver.3

❶ 담요를 사용하는데, 가장 긴 쪽을 반으로 접고 또 접어서 폭이 10센티미터 정도 되게 만든다.

❷ 담요 끝부분을 엉덩이 아래에 집어넣는다. 담요가 이리저리 움직이지 않고 몸을 아늑하게 받쳐주는 느낌이 들어야 한다.

❸ 상체를 곧게 세우고 부드럽게 숨을 쉬거나, 엉덩이관절부터 앞으로 구부려 양손으로 발목이나 바닥 또는 앞에 놓인 요가 블록이나 볼스터를 짚는다.

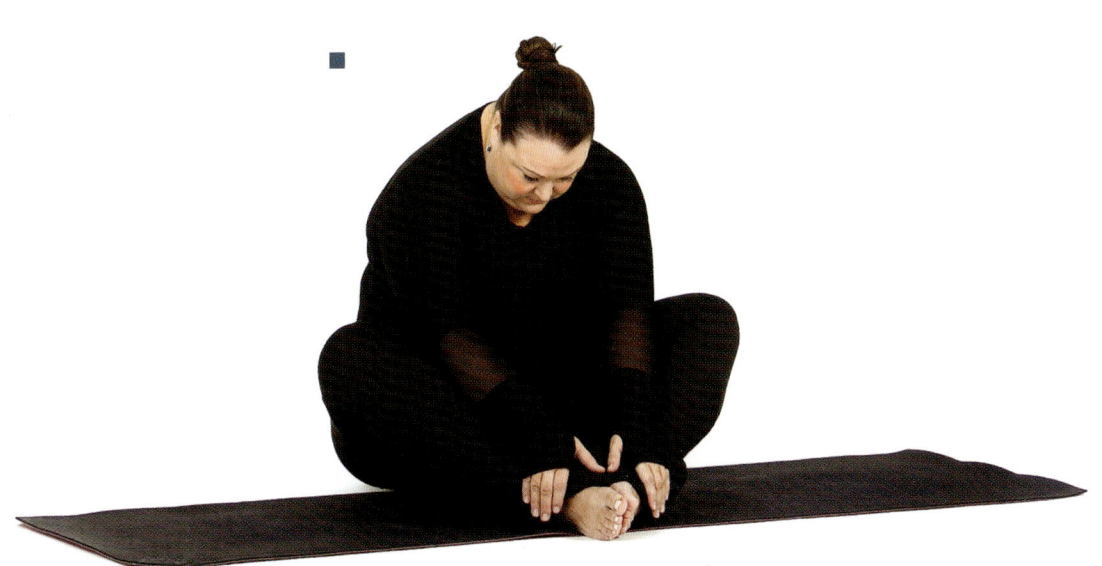

다리 벌려 앞으로 구부리기 ver.1

❶ 막대 자세(69페이지)로 시작해, 접은 담요 가장자리에 앉아서 다리를 편안한 너비로 벌리고 발은 얼굴 쪽을 향하도록 구부린다.

❷ 어깨의 긴장을 풀고 척추가 자연스러운 곡선을 그리도록 하면서 숨을 들이쉰다.

❸ 숨을 내쉬면서 엉덩이관절부터 앞으로 몸을 구부려, 양손으로 몸 앞쪽의 바닥을 짚고 부담되지 않는 지점까지 손으로 걷듯이 하며 앞으로 움직인다(손을 멀리 뻗지 못하는 사람들은 요가 블록 위에 손을 올리고, 잘 되는 사람들은 바닥에 팔뚝을 대도 된다).

❹ 5~10번 호흡하는 동안 이 자세를 유지하다가 다시 손을 몸 쪽으로 걷듯이 움직여서 몸통을 똑바로 세운다.

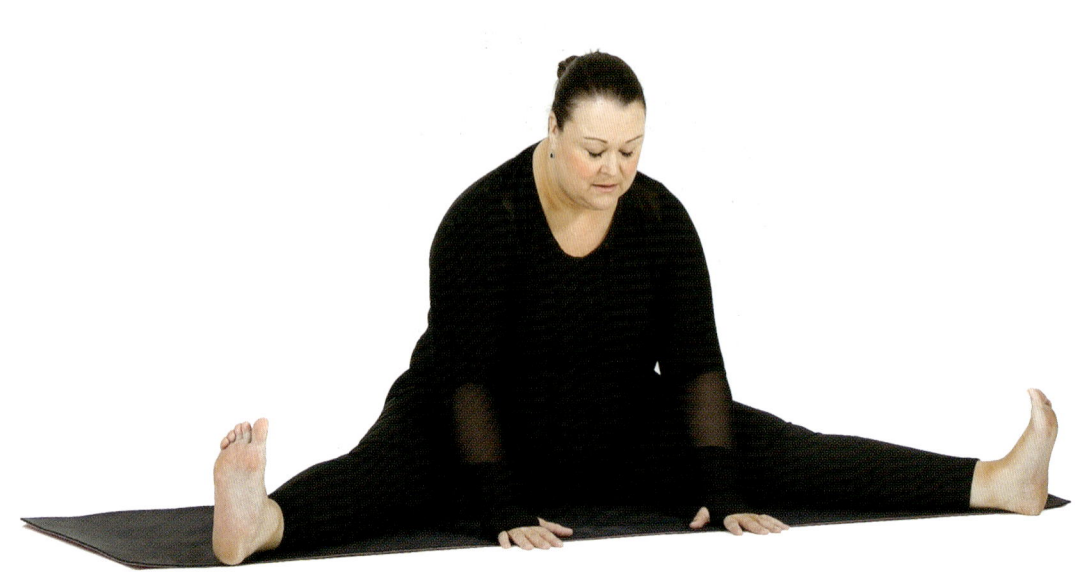

다리 벌려 앞으로 구부리기 ver.2

❶ 볼스터(폼롤러를 사용하는 것도 가능)를 사용하는데, 볼스터를 몸 앞에 세로로 세우고 엉덩이부터 몸을 구부려서 볼스터 쪽 끝에 이마를 올린다.

❷ 볼스터 위치를 이리저리 옮기면서 앞으로 구부렸을 때 가장 편안하게 받쳐주는 지점을 찾는다.

❹ 5~10번 호흡하는 동안 이 자세를 유지하다가 천천히 똑바로 앉은 자세로 돌아간다.

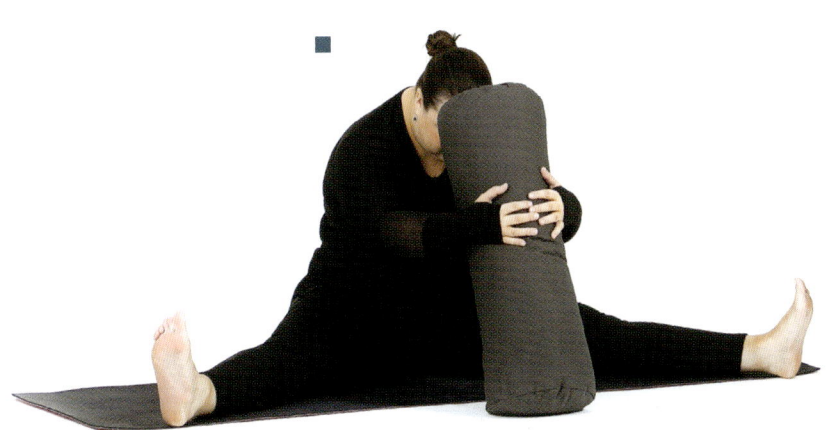

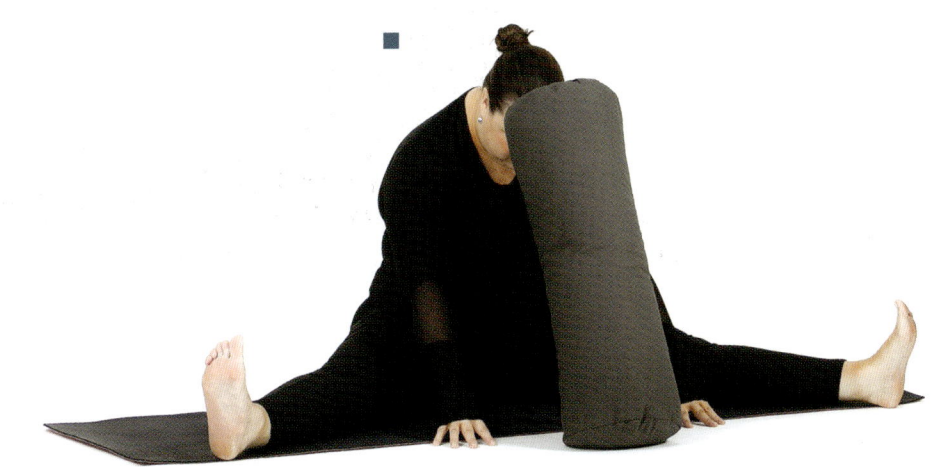

다리 벌려 앞으로 구부리기 ver.3

❶ 벌린 다리 사이에 의자를 놓는데, 앉는 좌석이 자기 몸 쪽을 향하게 한다. 편안하게 기댈 수 있도록 좌석 위에 접은 담요를 올려놓는다.

❷ 엉덩이부터 시작해 몸을 앞으로 구부리면서 팔뚝을 의자 좌석에 얹고 이마를 부드럽게 팔에 올린다.

❸ 몸과 의자 사이의 거리를 조정해서 앞으로 구부렸을 때 가장 확실하게 받쳐주는 위치를 찾는다.

❹ 5~10번 호흡하는 동안 이 자세를 유지한다.

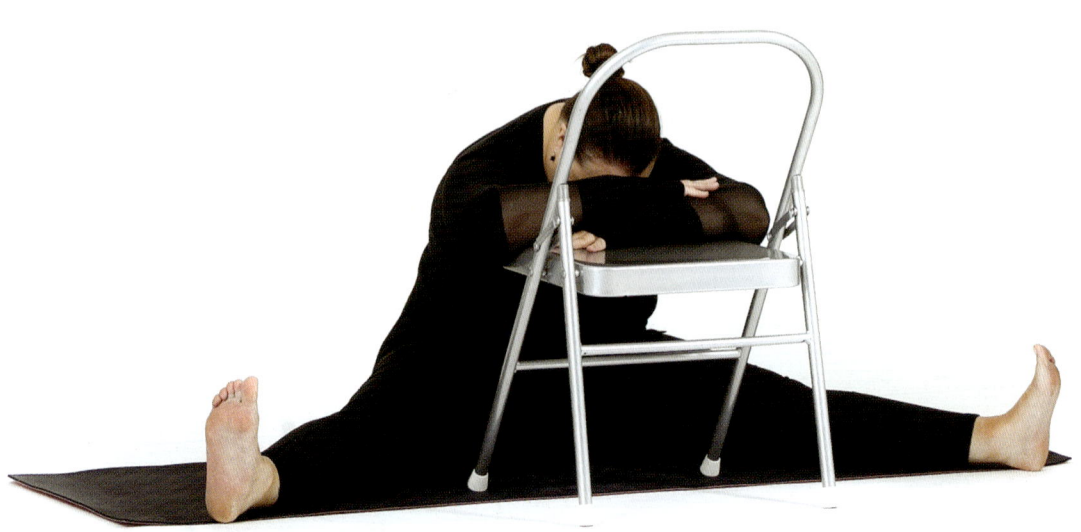

앞으로 구부리기 ver.1

❶ 막대 자세(69페이지)로 시작해 숨을 들이쉬면서 양팔을 천천히 머리 위로 올리고 어깨의 힘을 뺀다.

❷ 숨을 내쉴 때 복근을 당기고 엉덩이관절부터 천천히 앞으로 구부리면서 손을 다리 바깥쪽에 놓는다.

❸ 이 자세로 숨을 쉬면서, 숨을 내쉴 때마다 앞으로 구부린 자세를 좀 더 움직일 수 있는지 살펴본다. 어깨는 부드럽게 힘을 뺀 상태를 유지한다.

❹ 숨을 5~10번 쉬는 동안 이 자세를 유지한다.

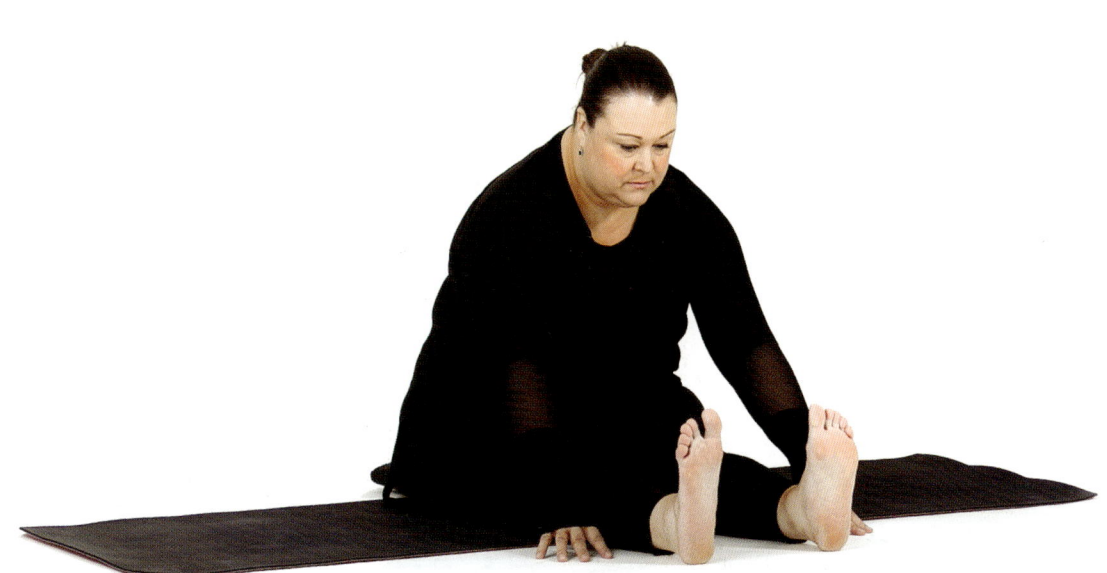

앞으로 구부리기 ver.2

❶ 막대 자세(69페이지)로 시작하는데 돌돌 만 담요나 볼스터, 끈을 준비한다.

❷ 돌돌 만 담요나 볼스터를 무릎 아래에 받치고 발바닥에 끈을 감는다.

❸ 끈 끄트머리를 양손에 하나씩 잡고 똑바로 앉아서 복근에 힘을 준다. 숨을 내쉬면서 엉덩이관절부터 시작해 앞으로 몸을 구부리면서 끈을 조금씩 짧게 잡는다.

❹ 자유롭게 숨을 쉴 수 있고 어깨가 긴장하지 않는 편안한 지점에서 멈춘다. 5~10번 호흡하는 동안 이 자세를 유지하다가 천천히 상체를 똑바로 세운다.

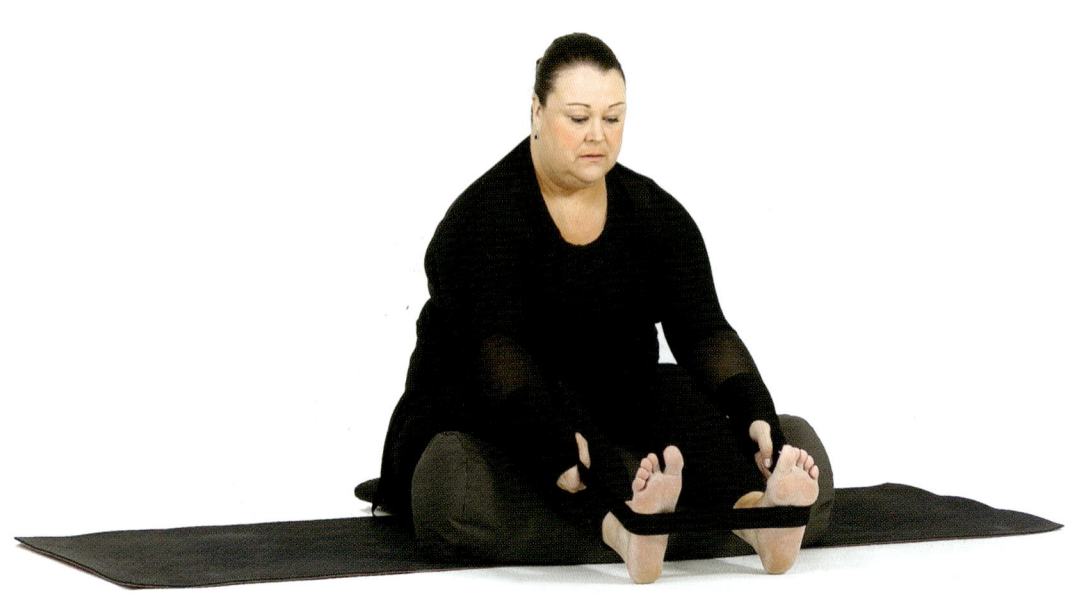

앉아 있는 고양이 자세

❶ 막대 자세(69페이지)로 시작해서 양손을 목 뒤로 돌려 깍지를 낀다.

❷ 복부에 힘을 주고 숨을 들이쉬었다가 내쉬면서 턱을 가슴 쪽으로 끌어당기고, 배꼽은 척추 쪽으로 당기면서 척추를 둥글게 구부린다. 이때 양쪽 팔꿈치가 안쪽을 향하게 하고 어깨는 앞으로 구부려져야 한다.

❸ 숨을 들이쉬면서 '앉아 있는 암소 자세'로 바로 넘어간다.

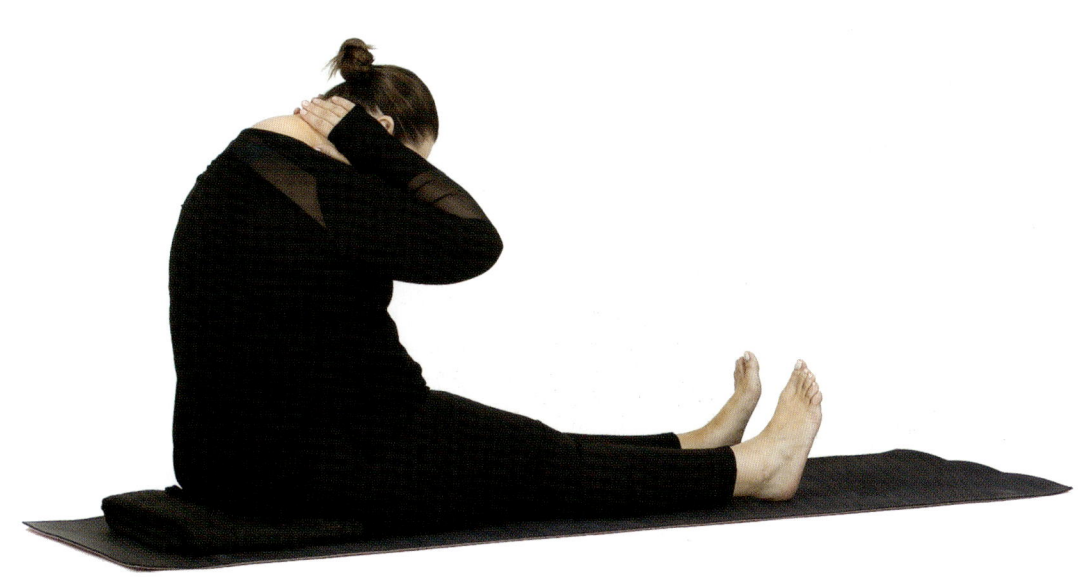

앉아 있는 암소 자세

❶ '앉아 있는 고양이 자세'에서 숨을 들이쉬면서 배에 계속 힘을 주고, 턱과 가슴을 내밀면서 양 팔꿈치를 어깨 높이까지 올린다. 척추 전체를 부드럽게 뒤로 휘면서 견갑골을 가운데 쪽으로 모은다.

❷ 숨을 내쉬면서 척추를 구부리고 어깨를 앞으로 굽혀 다시 '앉아 있는 고양이 자세'로 돌아간다.

❸ '고양이 자세'와 '암소 자세'를 조합해서 2~5번 반복한다.

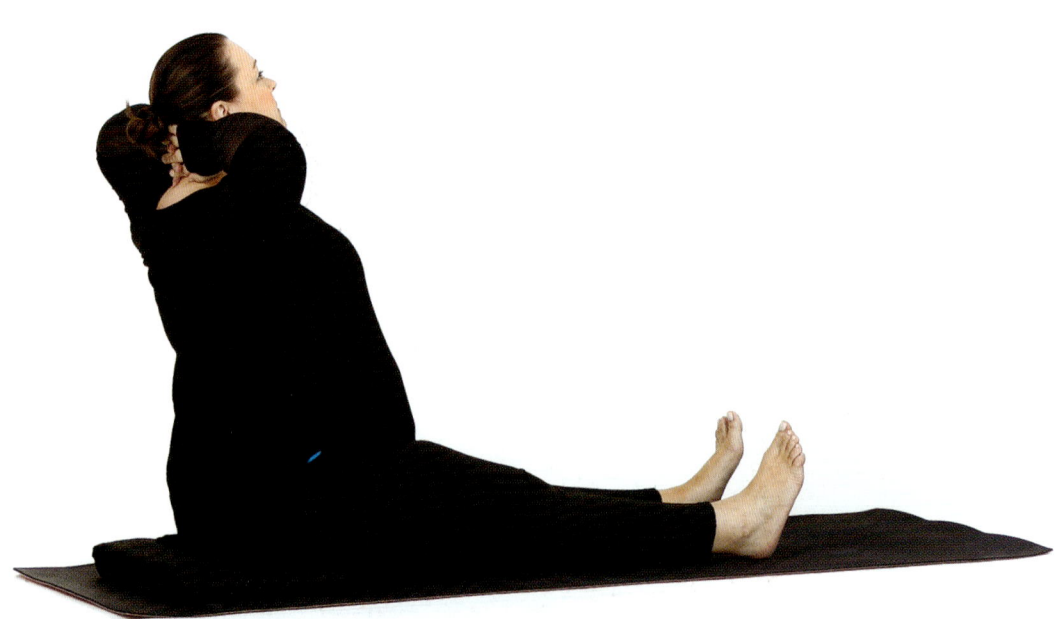

앉아서 허리 비틀기

① 막대 자세(69페이지)로 시작해서 오른쪽 무릎을 구부려 발바닥을 바닥에 대는데, 이때 발바닥이 엉덩이와 거의 일직선이 되어야 한다. 오른쪽 팔꿈치를 오른쪽 무릎 안쪽에 댄다.

② 왼손으로 몸 뒤쪽 바닥을 짚고 몸을 왼쪽으로 비튼다. 목이 아프지 않으면 머리도 같이 움직여서 왼쪽 어깨 너머를 바라본다.

③ 왼손이 바닥에 편하게 닿지 않을 때는 밑에 요가 블록을 댄다(바닥을 자기 몸 쪽으로 올리는 것이다!).

④ 턱은 바닥과 평행이 되게 하고 가슴을 약간 내밀면서 팔꿈치를 무릎 안쪽에 대고 가볍게 누른다.

⑤ 숨을 5~10번 쉬는 동안 이 자세를 유지하다가, 시선을 정면으로 돌리고 비틀었던 몸을 바로 한 뒤 방향을 바꿔 반대편으로 몸을 튼다.

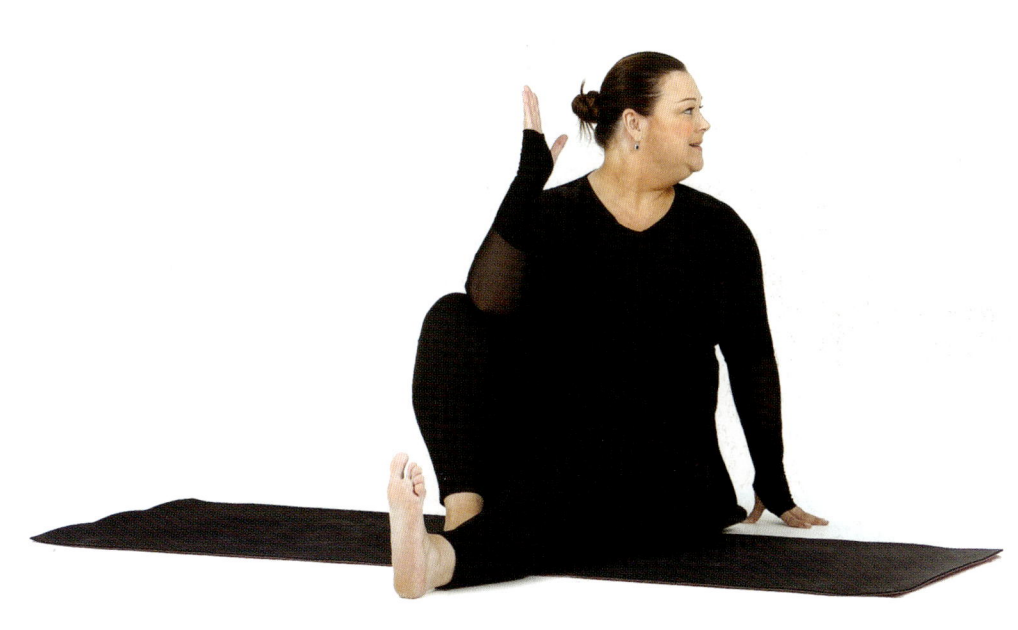

머리를 무릎으로 내리는 자세

❶ 막대 자세(69페이지)로 시작해서 오른쪽 다리를 구부려 발바닥을 왼쪽 허벅지 안쪽에 대는데, 이때 무릎이 편한 위치를 택한다. 발이 종아리에 닿는 게 더 편하다면 그래도 무방하다.

❷ 무릎이 불편하면 무릎 아래에 요가 블록이나 담요를 대서 받쳐준다.

❸ 척추가 자연스러운 곡선을 그리는 상태로 앉아서 양팔을 머리 위로 들고 숨을 들이쉰다.

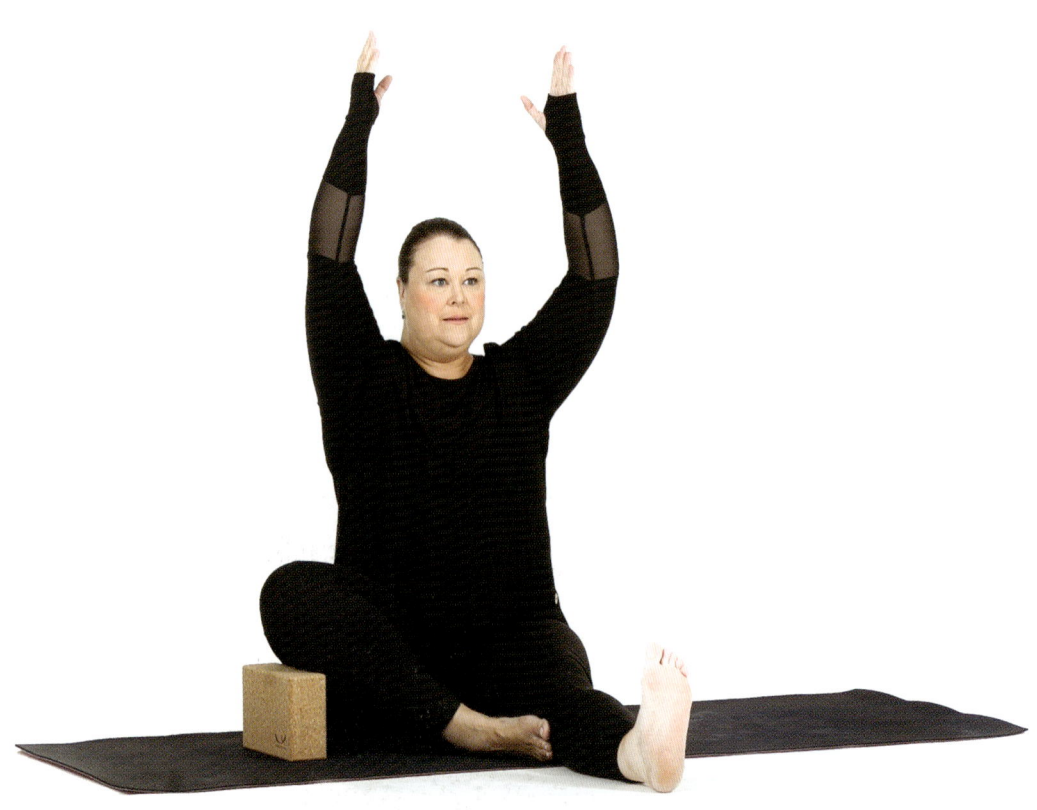

❹ 숨을 내쉬면서 엉덩이부터 몸을 앞으로 구부리고, 어깨 힘을 뺀 상태로 머리를 숙여 계속 다리 쪽을 바라본다.

❺ 양손은 왼쪽 다리 옆을 짚어도 되고 몸 위에 올려도 된다.

❻ 동작 이름이 '머리를 무릎으로 내리는 자세'이기는 하지만, 머리가 무릎 가까이까지 가지 않아도 괜찮다! (나도 안 된다!)

❼ 숨을 3~10번 쉬는 동안 이 자세를 유지한다.

❽ 천천히 몸을 똑바로 세우고 오른쪽 다리를 앞으로 뻗어 막대 자세를 취한 다음 반대쪽도 반복한다.

NOTE | 몸을 숙여 머리를 내리는 동작이 어렵다면 발에 끈을 두르고 하는 동작으로 변형할 수 있다.

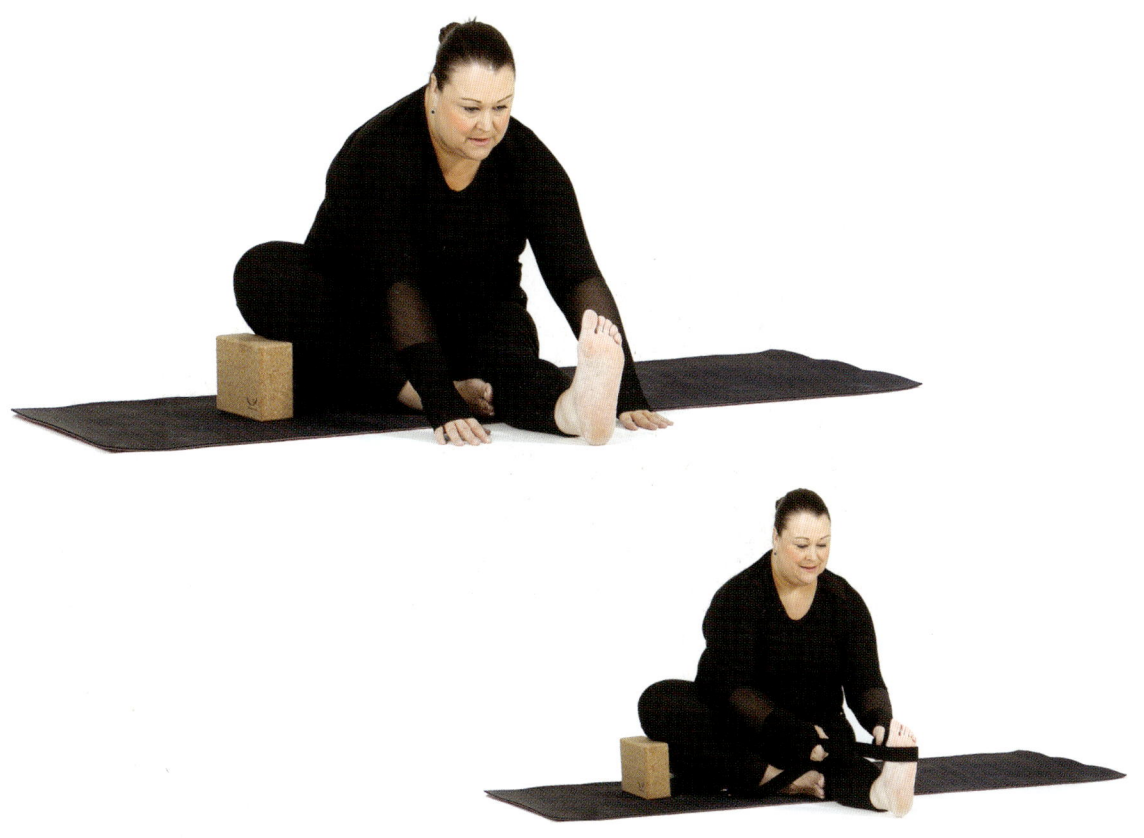

Section 3
무릎 꿇고 하는 동작

테이블 자세

❶ 손과 무릎을 바닥에 대고, 등에 힘을 주고 얼굴은 바닥과 평행을 이루도록 한다.

❷ 손목은 어깨 아래쯤에 위치해야 하고 손가락은 앞쪽을 향한다. 손목 보호를 위해 팔꿈치를 약간 구부리는 게 좋다.

❸ 무릎은 엉덩이 아래에 와야 하고 발이 무릎과 일직선을 이루게 한다.

❹ 자유롭게 호흡하면서 이 자세를 무릎을 꿇고 하는 여러 가지 자세의 출발점으로 이용한다.

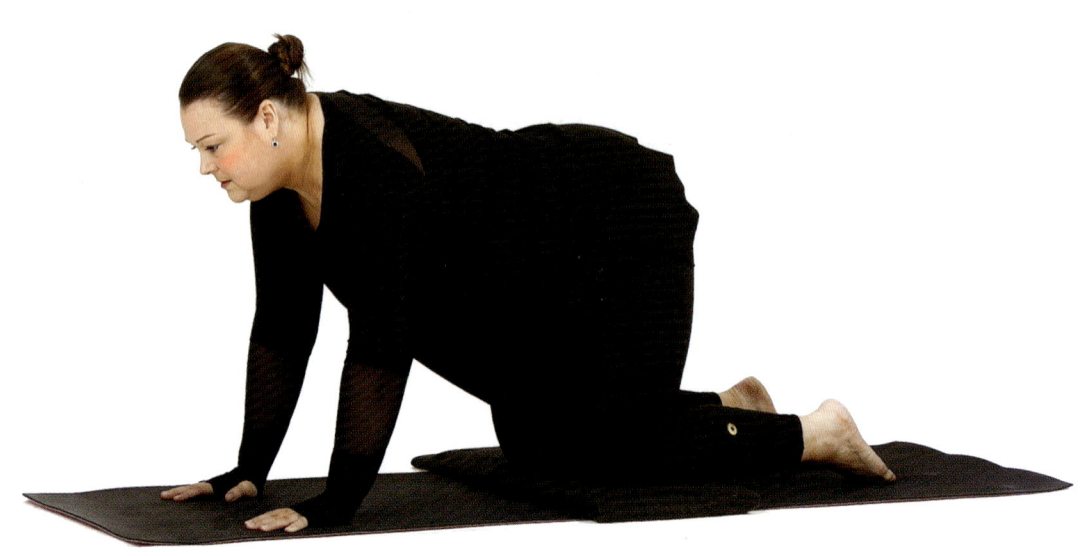

고양이 자세

NOTE | '고양이 자세'와 '암소 자세'를 연결시키면 단시간 내에 마칠 수 있는 좋은 준비운동이 된다!

❶ 테이블 자세에서 숨을 들이쉬었다가 내쉬면서 척추를 천장 쪽으로 둥글게 구부린다. 복근에 힘을 줘서 척추 쪽으로 끌어당긴다.

❷ 숨을 들이쉬면서 바로 암소 자세로 넘어간다.

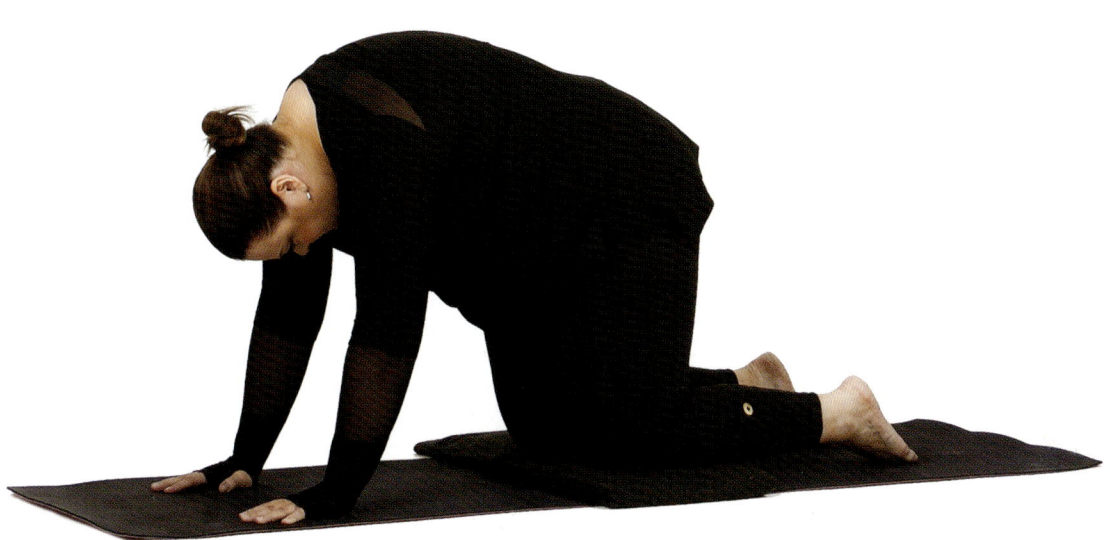

Hints and Tips

- 무릎이 약한 사람은 무릎 아래에 접은 담요를 깔고 한다.
- 무릎을 꿇고 하는 동작은 대부분 다른 동작으로 대체할 수 있다. 일례로 '고양이 자세'와 '암소 자세'는 79~80페이지의 '앉아 있는 고양이 자세'와 '앉아 있는 암소 자세'로 대체할 수 있다.

암소 자세

❶ '고양이 자세'에서 숨을 들이쉬면서 엉덩이와 가슴은 천천히 들어 올리고 등 가운데 부분은 아래로 내린다. 턱을 들고 똑바로 앞을 바라본다. 척추는 최대한 편안한 지점까지 구부린다.

❷ 호흡에 맞춰 물 흐르듯 움직이는데(숨을 내쉬면서 '고양이 자세'를 취하고, 들이쉬면서 '암소 자세'를 취한다), '고양이 자세'와 '암소 자세'를 연결해서 5~10회 정도 반복한다.

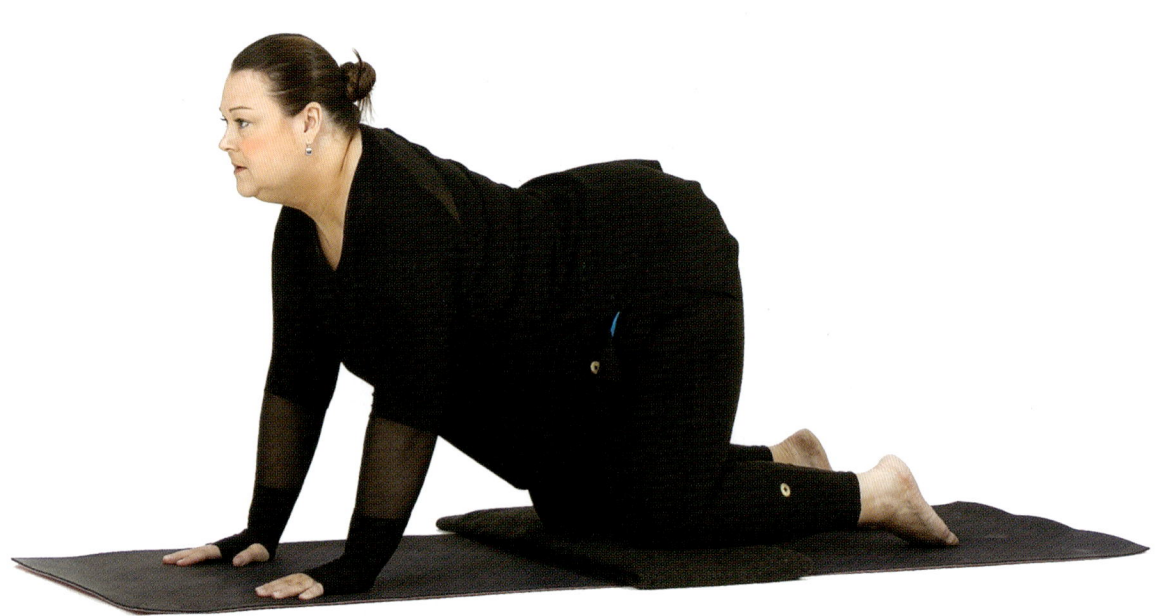

호랑이 자세

❶ 테이블 자세(84페이지)에서 숨을 들이쉬면서 오른팔을 어깨 높이로 올리고(손바닥은 안쪽을 향하게 한다) 왼쪽 다리를 엉덩이 높이까지 들어 올린다.

❷ 숨을 내쉬면서 팔과 다리를 아래로 내리고, 반대쪽도 같은 동작을 반복한다.

❸ 이건 균형을 잡는 자세이므로, 이 자세가 힘들다면(혹은 아직 힘을 기르는 중이라면) 팔이나 다리 중에 하나만 올려도 괜찮다. 둘 다 올릴 수 있게 될 때까지 연습하자!

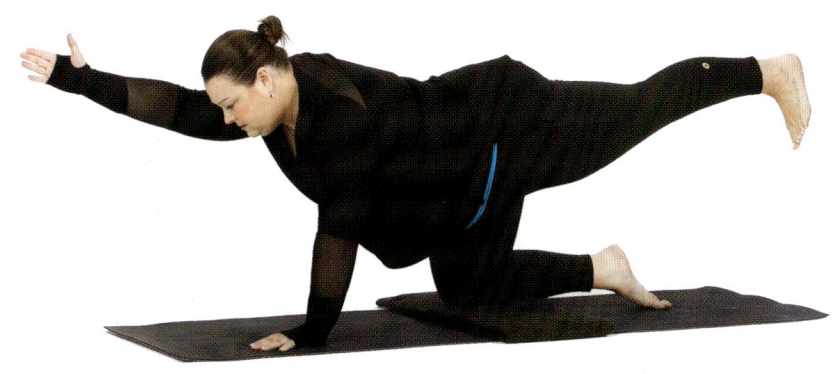

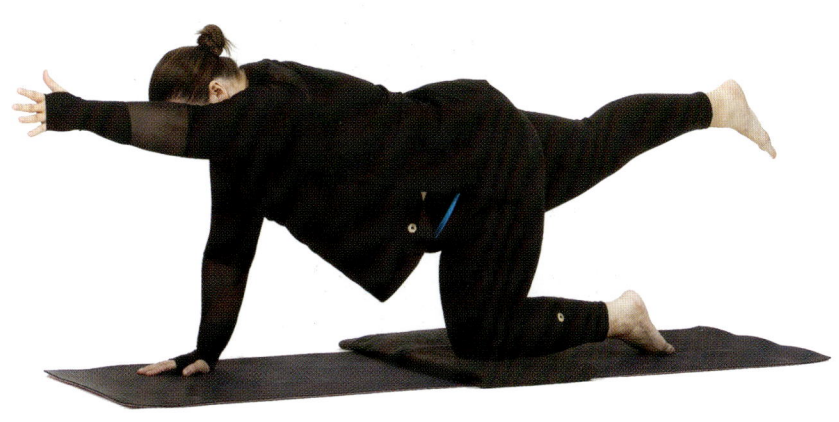

변형 야생 동물 자세

❶ 테이블 자세(84페이지)에서 오른쪽 다리를 왼발 뒤꿈치 뒤에 놓는다. 발이 매트의 짧은 쪽과 평행이 되도록 한다.

❷ 왼발을 몸에서 10센티미터 정도 떨어진 곳에 둬서(무릎선 바깥쪽으로) 자세가 안정적으로 유지되게 한다.

❸ 숨을 들이쉬면서 오른손을 바닥에서 떼고 팔을 머리 위로 올려 손가락 끝으로 천장을 가리킨다. 시선은 위로 쳐든 손을 바라본다.

❹ 이 자세에서 호흡을 몇 번 한 뒤, 먼저 손을 아래로 내리고 다리를 끌어당겨서 다시 '테이블 자세'로 돌아간다.

❺ 반대쪽에서도 같은 동작을 반복하고, 전체를 2~3회 반복한다.

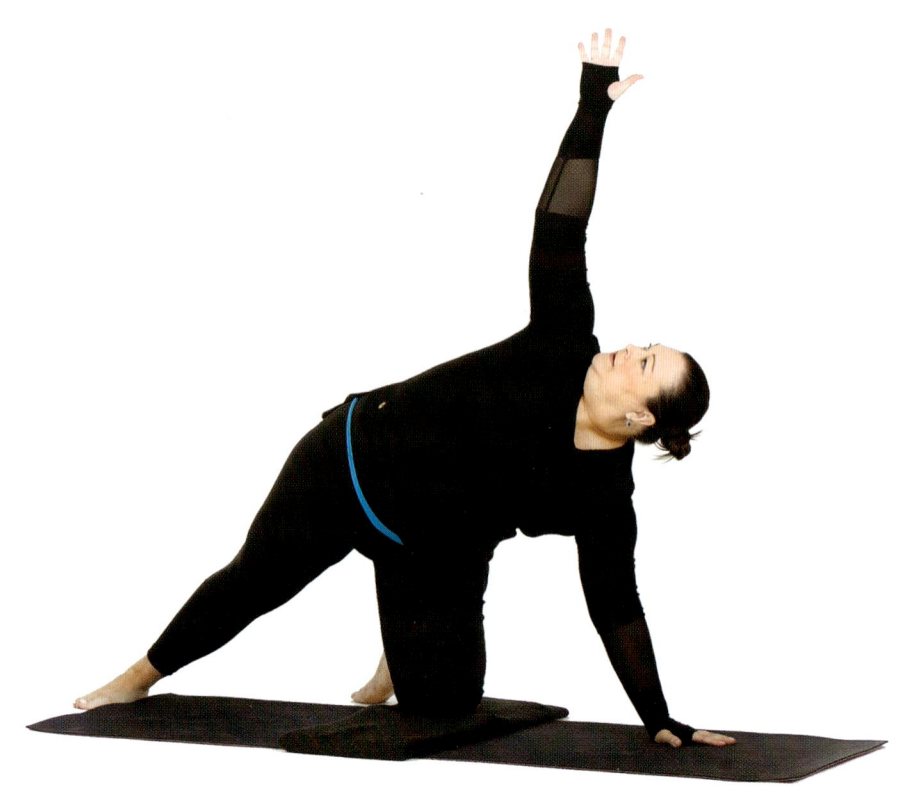

무릎 꿇은 자세

❶ 테이블 자세(84페이지)에서 손을 몸 쪽으로 걷듯이 움직여 무릎 꿇은 자세로 돌아간다.

❷ 무릎과 발은 엉덩이 너비로 벌린다.

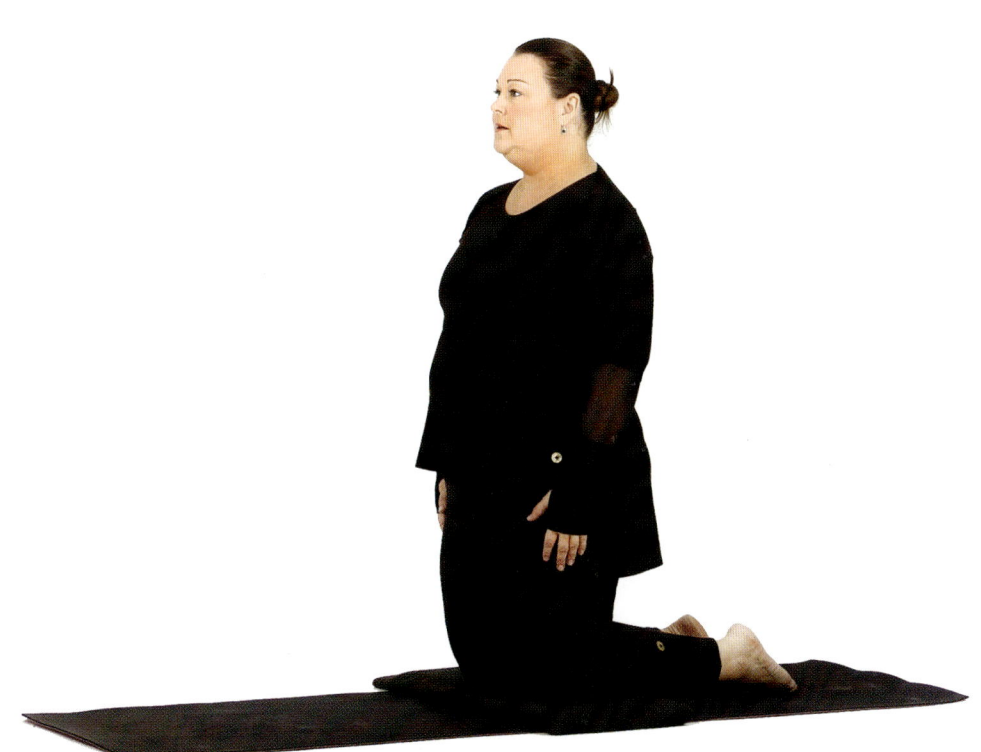

반 낙타 자세

❶ '무릎 꿇은 자세'(89페이지)에서 시작한다. 볼스터를 종아리 아랫부분에 올린다.

❷ 숨을 내쉬면서 오른손을 뒤로 뻗어 볼스터를 짚는다(오른발 뒤꿈치 부근).

❸ 숨을 들이쉬면서 왼팔을 천장을 향해 뻗고 허벅지 앞쪽에 힘을 주면서 골반을 약간 내린다. 가슴을 내밀고 엉덩이를 앞으로 민다.

❹ 이 자세로 숨을 몇 번 쉰 다음, 숨을 내쉬면서 왼손을 내리고 '무릎 꿇은 자세'로 돌아간다.

❺ 반대쪽도 똑같이 반복한다.

NOTE | 이 자세에 익숙해지면 양손을 다 볼스터에 올리고 하는 '낙타 자세'로 넘어갈 수 있다.

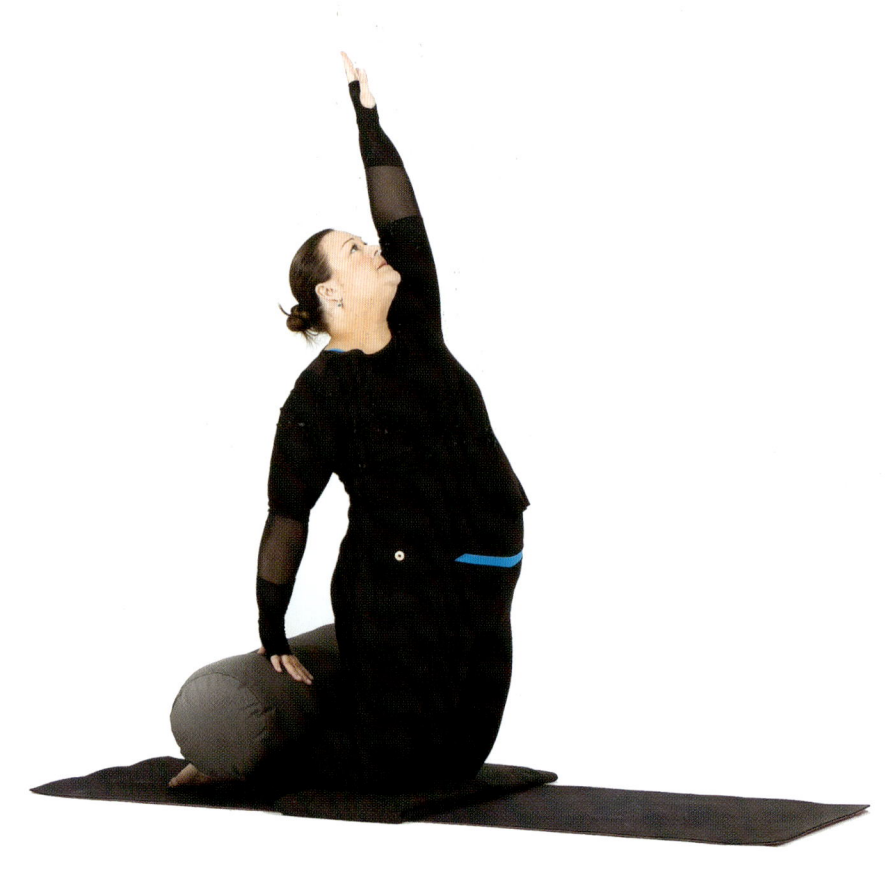

로우 런지(Low Lunge) ver.1

❶ '무릎 꿇은 자세'(89페이지)에서 오른발을 매트 앞쪽으로 내민다.

❷ 엉덩이를 앞으로 밀어 런지 자세를 취하는데, 이때 오른쪽 무릎이 오른쪽 발목보다 앞으로 나가지 않게 주의한다.

❸ 양손은 가슴 앞에 모아 '기도 자세'를 취해도 되고, 숨을 들이쉬면서 손을 머리 위로 올리고 위쪽을 쳐다봐도 된다.

❹ 이 자세에서 숨을 5번 쉰 다음, 숨을 내쉬면서 팔을 내리고 허벅지에 힘을 줘 몸을 뒤로 밀어서 엉덩이가 다시 왼쪽 무릎 위에 오게 한다. 무릎 꿇은 자세로 돌아갔다가 반대쪽도 똑같이 반복한다.

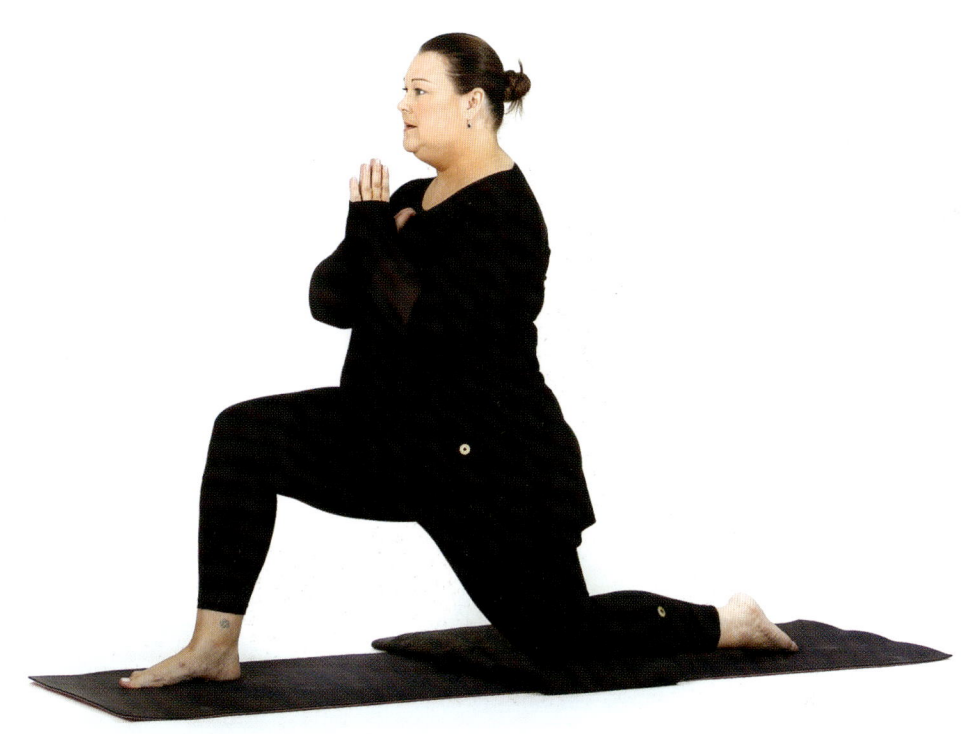

로우 런지 ver.2

❶ '무릎 꿇은 자세'(89페이지)에서 시작해, 볼스터를 왼쪽 무릎과 정강이 아래에 받치고 오른발을 앞으로 내민다.

❷ 엉덩이를 앞으로 밀어 런지 자세를 취하면서 오른쪽 무릎이 오른쪽 발목 위에 오게 한다.

❸ 양손은 가슴 앞에 모아 '기도 자세'를 취해도 되고, 숨을 들이쉬면서 손을 머리 위로 올리고 위쪽을 쳐다봐도 된다.

❹ 이 자세에서 숨을 5번 쉰 다음, 숨을 내쉬면서 팔을 내리고 오른발에 힘을 주고 몸을 뒤로 밀어서 엉덩이가 다시 왼쪽 무릎 위에 오게 한다. 무릎 꿇은 자세로 돌아갔다가 반대쪽도 똑같이 반복한다.

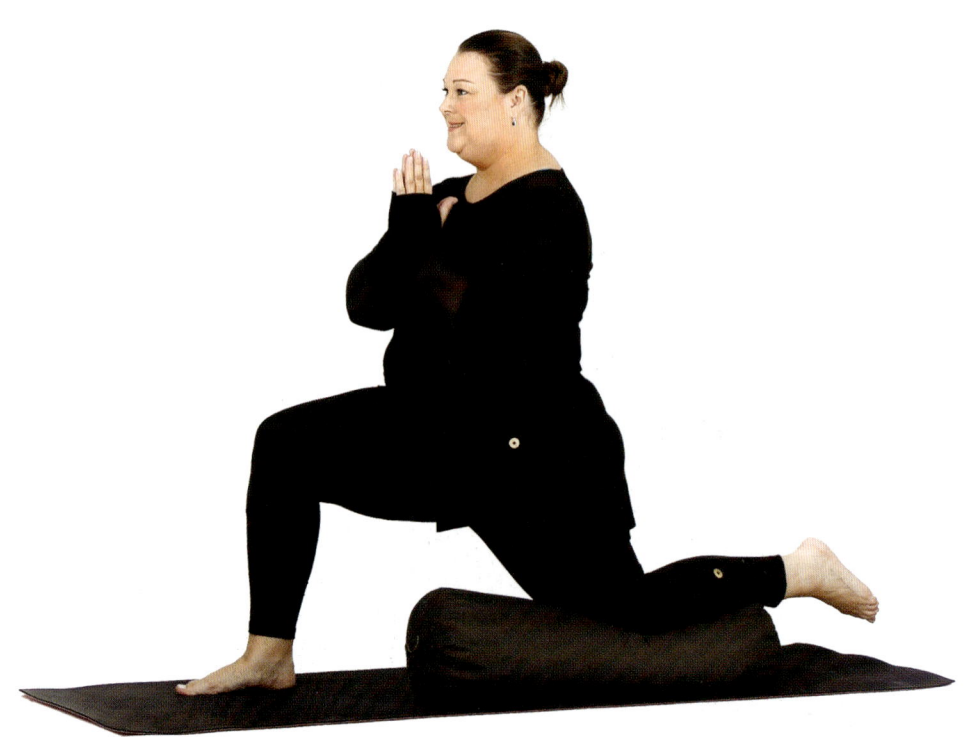

비둘기 자세 ver.1

NOTE | 비둘기 자세는 많은 사람들이 불편해하는 자세다. 무릎이 안 좋거나 이 동작이 자기 몸에 맞지 않으면, 세 번째 버전인 사랑스러운 누운 비둘기 자세로 넘어가자.

❶ '테이블 자세'(84페이지)에서 '엎드린 강아지 자세'(138페이지)로 바꾼다.

❷ 오른쪽 무릎을 구부려 오른쪽 손목 뒤에 위치시키고, 몸통을 앞으로 구부린 다음 왼쪽 다리는 뒤로 뻗는다. 이때 오른발은 왼쪽 무릎을 향해야 한다.

❸ 돌돌 만 담요를 오른쪽 엉덩이 아래에 깔아서 관절과 골반을 떠받친다.

❹ 양손은 바닥이나 볼스터를 짚고, 이 자세로 5~10번 정도 숨을 쉰 다음 왼발 발가락에 힘을 주고 오른쪽 다리를 뒤로 뻗어 '엎드린 강아지 자세'를 취한다.

❺ 반대쪽도 똑같이 반복한다.

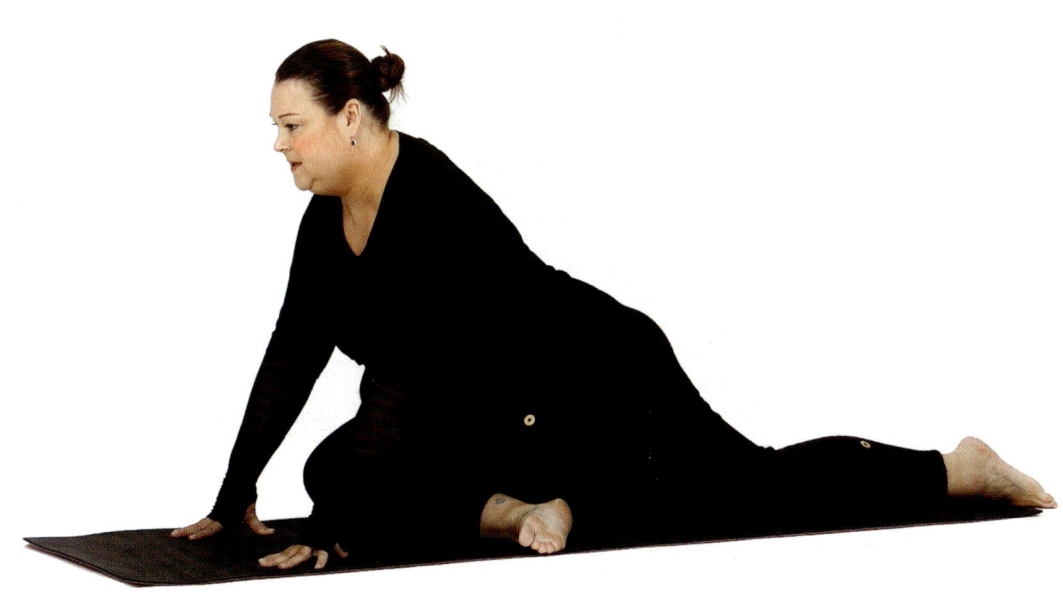

비둘기 자세 ver.2

❶ 볼스터를 매트 앞쪽에 가로로 놓고 '무릎 꿇은 자세'(89페이지)로 시작한다.

❷ 오른발을 볼스터 앞에 놓고 왼쪽 무릎 앞쪽에서 걷듯이 움직인다.

❸ 양손으로 볼스터를 짚고 왼쪽 다리를 뒤로 뺀다.

❹ 몸통을 똑바로 세운 자세를 유지하면서 손으로 볼스터를 짚거나, 몸을 앞으로 구부려서 앞의 바닥을 짚는다.

❺ 이 자세에서 5~10번 정도 숨을 쉰 다음 다시 몸을 똑바로 세우고, 뒤쪽에 있는 발가락에 힘을 주면서 오른쪽 다리로 다시 무릎 꿇은 자세를 취한 뒤 발가락을 펴고 반대편 동작으로 넘어간다.

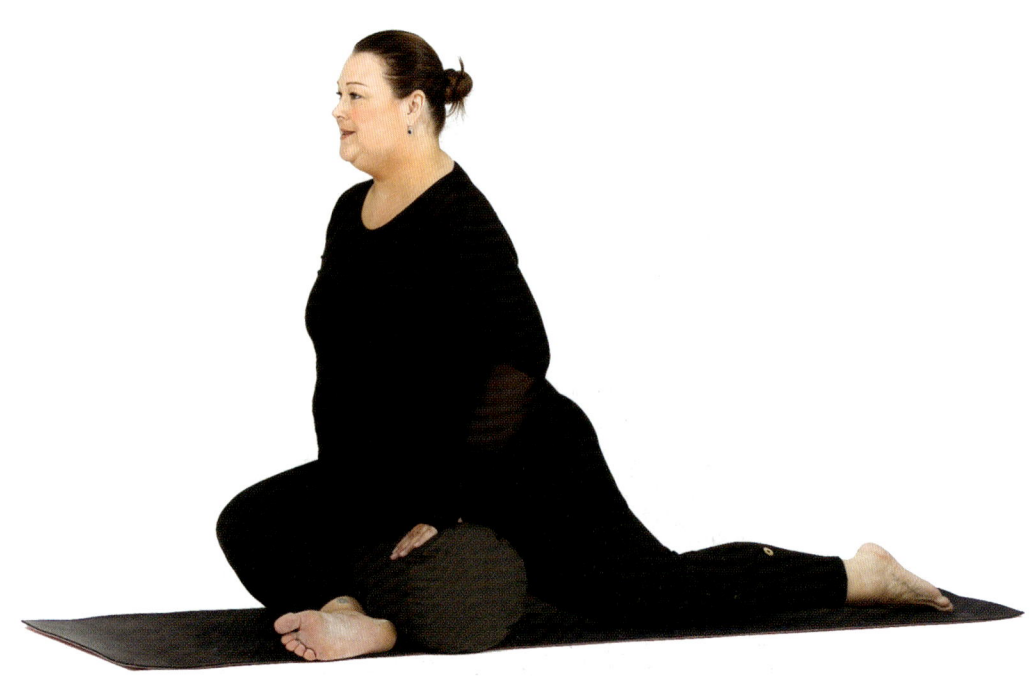

비둘기 자세 ver.3

❶ 매트 앞쪽에 볼스터를 가로로 놓고 '무릎 꿇은 자세'(89페이지)로 시작한다.

❷ 뒤로 누워서 무릎을 구부리고 양팔은 몸 옆에 편안하게 둔다.

❸ 오른발을 바닥에서 떼 오른쪽 발목을 왼쪽 무릎 위에 올리고 오른쪽 무릎을 옆으로 눕힌다. 무릎 관절 보호를 위해 오른발을 구부린다.

❹ 왼발을 바닥에서 떼 볼스터 위에 올린다.

❺ 편안한 위치를 찾아 5~10번 정도 숨을 쉰 다음 반대쪽도 똑같이 반복한다.

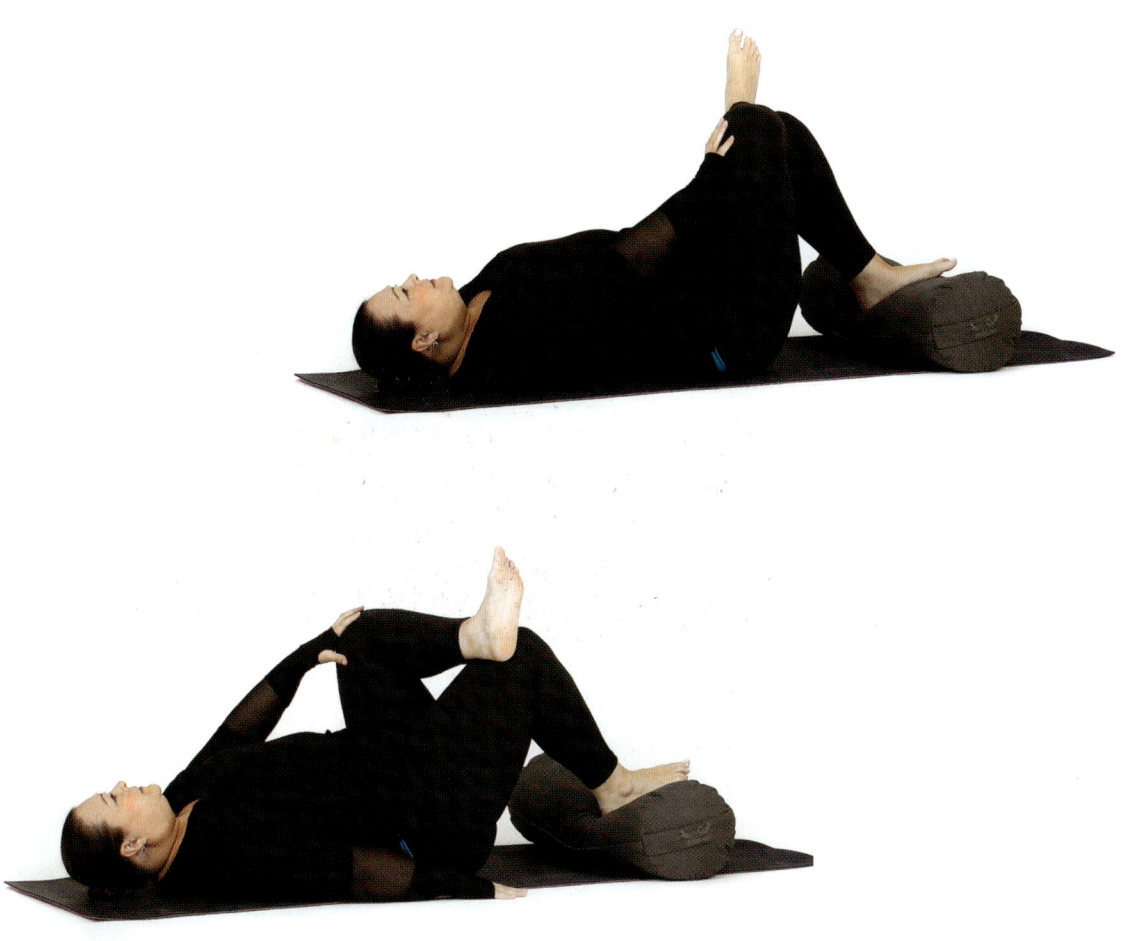

변형 아기 자세 ver.1

NOTE | '아기 자세'는 누구나 편하게 할 수 있는 자세가 아니므로 여러분도 불편함을 느낀다면 그냥 '테이블 자세'(84페이지)나 '고양이/암소 자세'(85~86페이지)를 유지해도 된다. 요가원에서 수업을 듣는 경우에는 회복을 위한 아기 자세(147페이지)을 시도해보는 것도 좋다.

❶ '테이블 자세'(84페이지)에서 무릎을 넓게 벌리고 양발의 발가락이 서로를 향하게 한다.

❷ 엉덩이를 발뒤꿈치 쪽으로 내리고(아주 가까이까지 다가갈 필요는 없다!) 몸 앞에서 양손을 주먹 쥐어 이마를 주먹 위에 올린다.

❸ 숨을 5~10번 쉬는 동안 이 자세를 유지한다.

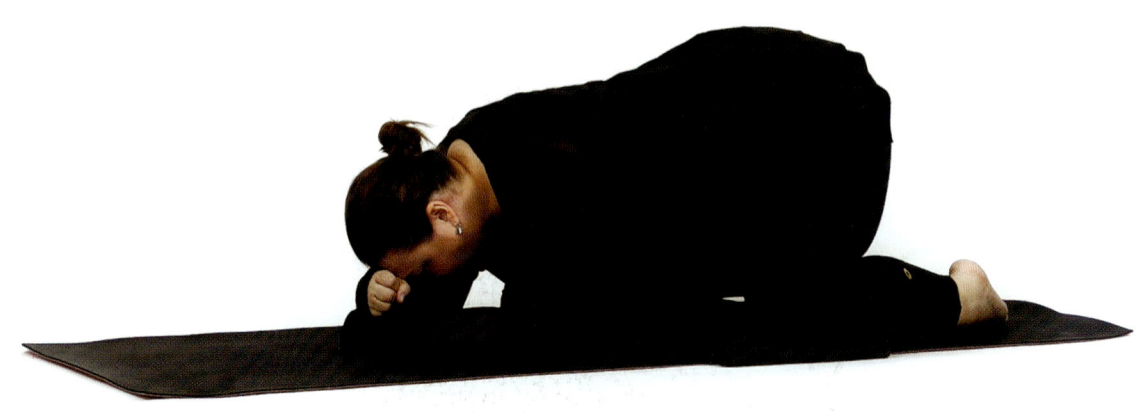

변형 아기 자세 ver.2

① '테이블 자세'에서 무릎을 약간 벌리고 양발의 발가락이 서로를 향하게 한다.

② 양손으로 앞의 바닥을 짚고 엉덩이를 발뒤꿈치 쪽으로 조금씩 내리다가 편안한 느낌이 들면 멈춘다.

③ 숨을 5~10번 쉬는 동안 이 자세를 유지한다.

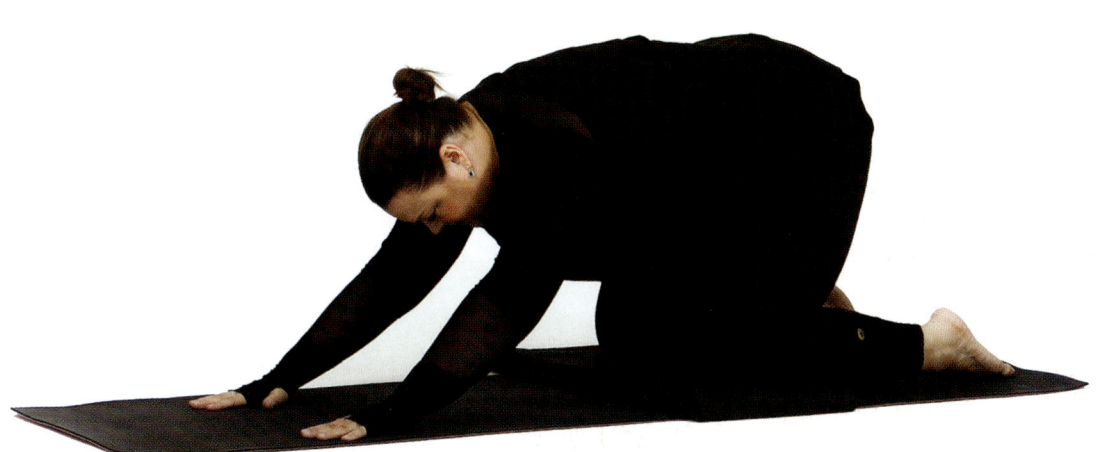

Section 4
서서 하는 동작

산 자세

❶ 양발을 엉덩이 너비로 벌리고 서서 무릎을 약간 구부리고, 발바닥 아치 부분(움푹 패인 부분)부터 발을 들어 올린다.

❷ 견갑골을 약간 아래로 당기면서 가슴을 내밀고 복부에 힘을 준다.

❸ 손과 팔은 몸 옆에 편안하게 늘어뜨린다.

❹ 턱은 바닥과 평행을 이루도록 하고, 균형이 잡혔다는 느낌이 들면 눈을 감는다.

❺ 이 상태에서 5~10번 정도 숨을 쉬면서 자신의 몸을 속속들이 느껴보자.

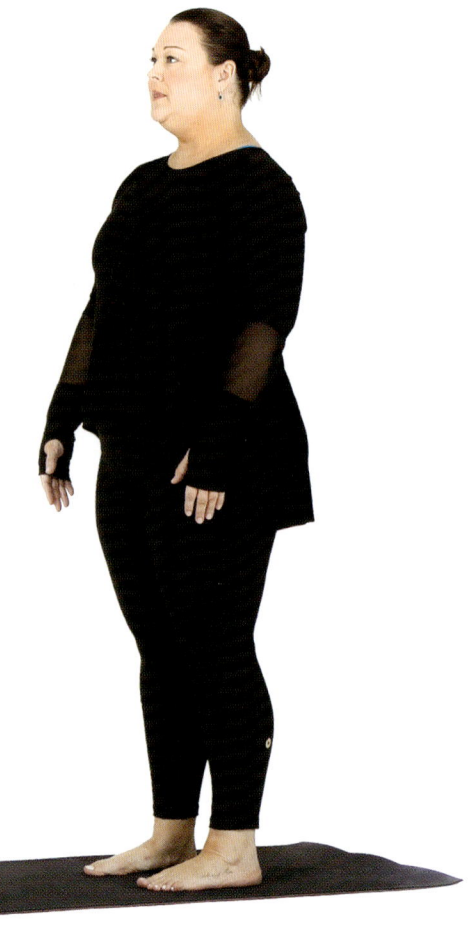

삼각 자세 ver.1

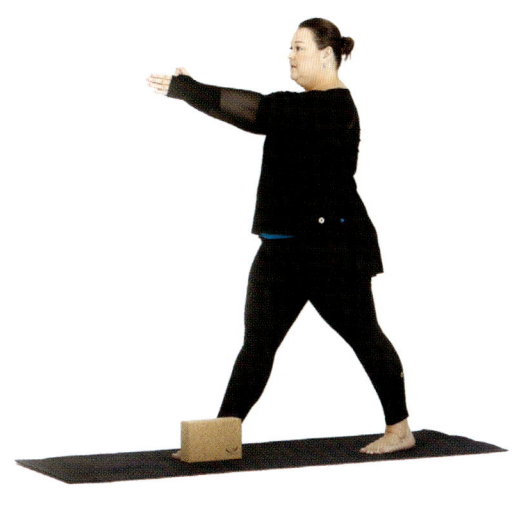

❶ '산 자세'(98페이지)에서 매트 뒤쪽을 향해 선다.

❷ 숨을 들이쉬면서 오른발을 앞으로 내밀고, 엉덩이는 계속 매트 정면을 향하게 한다.

❸ 숨을 내쉬면서 양팔을 앞으로 뻗어 어깨 높이까지 올리고 손바닥을 마주 댄다.

❹ 숨을 들이쉬면서 엉덩이부터 몸을 구부려 편안한 지점까지 팔을 앞으로 뻗는다.

❺ 숨을 내쉬면서 오른손을 오른쪽 발목(아니면 무릎이나 받침대) 안쪽에 가져다 댄다.

❺ 숨을 들이쉬면서 왼손을 천장 쪽으로 뻗고 시선도 같이 위를 향한다. 오른손은 그대로 요가 블록이나 다리 안쪽에 대고 있으면서 엉덩이만 비트는 것이다.

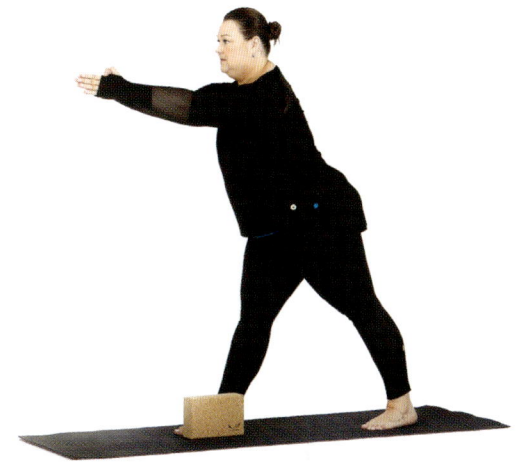

❼ 숨을 3~8번 쉬는 동안 이 자세를 유지하다가 왼손을 내려 오른손과 마주치게 해서 손바닥을 붙인다. 무릎을 잔뜩 구부린 자세로 상체를 들어 올린 다음(이때 배에 힘을 줘야 한다) 양팔을 어깨 높이까지 올린다.

❽ 팔을 몸통 옆으로 내리고 한 발 앞으로 나간다.

❾ 매트 뒤쪽으로 돌아가서 '산 자세'를 취한 뒤 반대쪽도 똑같이 반복한다.

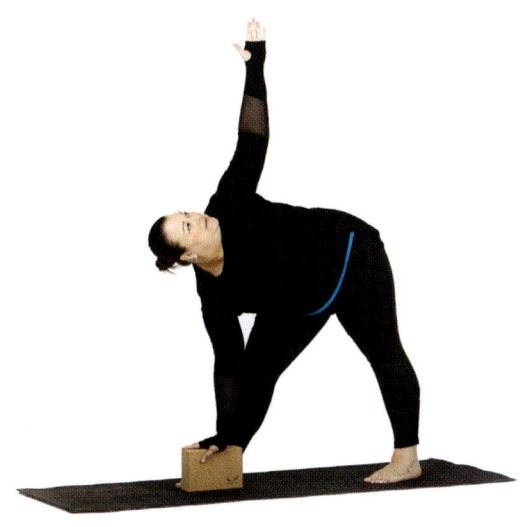

삼각 자세 ver.2

❶ 몸 앞쪽 1미터쯤 떨어진 곳에 의자를 놔둔다(좌석이 몸 쪽을 향하게 배치).

❷ '산 자세'(98페이지)에서 시작해 오른발을 앞으로 내딛고(의자 앞다리 사이에 발이 들어가야 한다) 무릎을 살짝 구부린다.

❸ 숨을 들이쉬면서 양팔을 앞으로 올려 어깨 높이에서 손바닥을 마주 댄다.

❹ 숨을 내쉬면서 양손으로 의자 좌석을 짚는다.

❺ 숨을 들이쉬면서 왼손을 천장 쪽으로 뻗고 시선도 위를 향하면서 엉덩이를 비튼다. 오른손은 오른쪽 어깨 아래쯤에 위치해야 한다.

❻ 숨을 3~8번 쉬는 동안 이 자세를 유지하다가 왼팔을 내려 의자를 짚는다. 오른쪽 다리를 구부리면서 왼쪽 다리를 앞으로 내디딘 다음 천천히 몸을 일으켜서 똑바로 선다.

❼ 원래 자세로 돌아가 반대쪽도 반복한다.

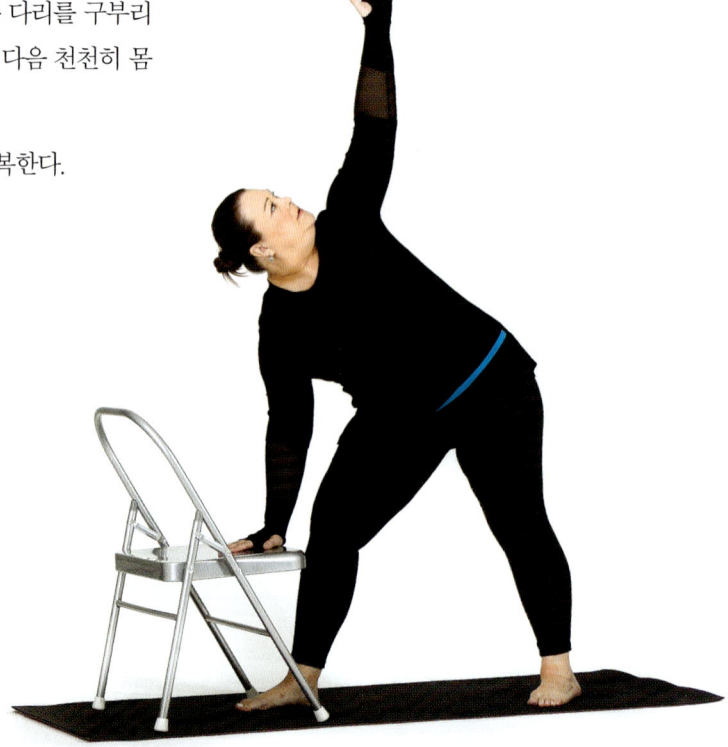

피라미드 자세 ver.1

❶ '산 자세'(98페이지)에서 오른발을 앞으로 내밀고, 엉덩이는 계속 매트 정면을 향하게 한다(좀 더 안정적인 자세를 취하고 싶으면 오른발이 약간 오른쪽 바깥을 향하게 뻗는다).

❷ 오른쪽 무릎을 구부려서 무릎이 발목 위에 위치하게 한다.

❸ 숨을 들이쉬면서 양팔을 머리 위로 올리고, 어깨에서 힘을 빼고, 턱은 바닥과 평행이 되게 한다.

❹ 숨을 내쉬면서 몸을 앞으로 구부려 몸통이 오른쪽 허벅지 쪽으로 움직이게 하고, 양손으로 오른발 양 옆을 짚으면서 오른쪽 다리를 곧게 펴는데 이때 무릎은 완전히 펴지 않는다.

❺ 머리와 목의 힘을 빼고 이 자세로 숨을 쉬면서, 앞쪽과 뒤쪽 발에 체중을 고르게 분산시킨다.

❻ 숨을 3~8번 쉬는 동안 이 자세를 유지하다가, 숨을 들이쉬면서 오른쪽 무릎을 깊이 구부리고 복근에 힘을 주면서 양팔을 다시 머리 위로 올린다.

❼ 숨을 내쉬면서 팔을 내리고, 앞으로 뻗은 다리를 곧게 펴서 다시 한 발 물러나 '산 자세'로 돌아온다. 반대쪽도 똑같이 반복한다.

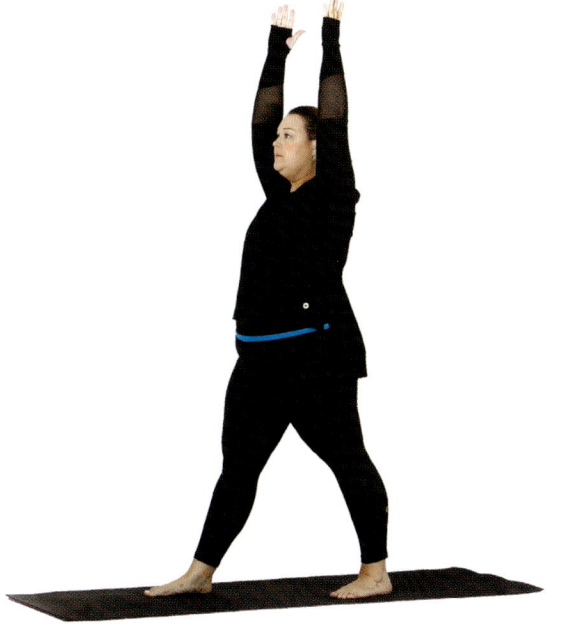

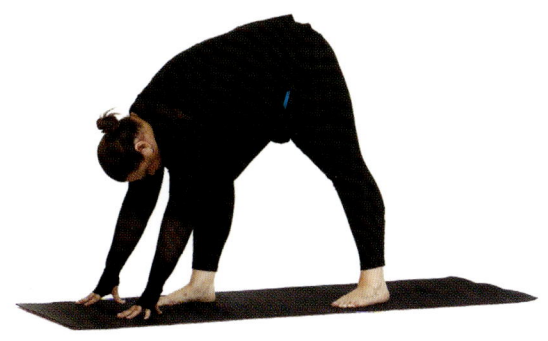

피라미드 자세 ver.2

❶ 몸 앞쪽 1미터쯤 떨어진 곳에 의자를 놔둔다(좌석이 몸 쪽을 향하게 배치).

❷ '산 자세'(98페이지)에서 오른발을 앞으로 내딛고, 엉덩이는 계속 매트 정면을 향하게 한다(좀 더 안정적인 자세를 취하고 싶으면 오른발이 약간 오른쪽 바깥을 향하게 뻗는다).

❸ 오른쪽 무릎을 구부려서 무릎이 발목 위에 위치하게 한다.

❹ 숨을 들이쉬면서 양팔을 머리 위로 올리고, 어깨에서 힘을 빼고, 턱은 바닥과 평행이 되게 한다.

❺ 숨을 내쉬면서 몸을 앞으로 구부려 팔뚝을 의자 좌석이나 등받이 위에 올리고 머리에서 힘을 뺀다.

❻ 숨을 3~8번 쉬는 동안 이 자세를 유지하다가, 숨을 들이쉬면서 오른쪽 무릎을 깊이 구부리고 복근에 힘을 주면서 양팔을 다시 머리 위로 올린다.

❼ 숨을 내쉬면서 팔을 내리고, 앞으로 뻗은 다리를 곧게 펴서 다시 한 발 물러나 '산 자세'로 돌아온다. 반대쪽도 똑같이 반복한다.

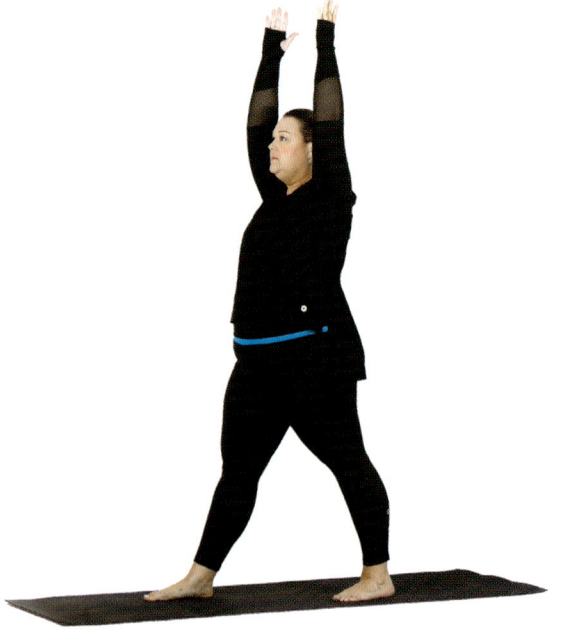

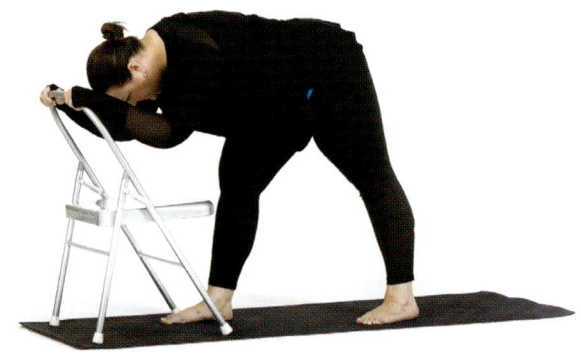

전사 자세 1

❶ '산 자세'(98페이지)에서 오른발을 앞으로 내딛고, 엉덩이는 계속 매트 정면을 향하게 한다. 좀 더 안정적인 자세를 취하고 싶으면 오른발이 약간 오른쪽 바깥을 향하게 뻗는다.

❷ 오른쪽 무릎을 구부려서 무릎이 발목 위에 위치하게 한다.

❸ 숨을 들이쉬면서 양팔을 천천히 머리 위로 올리고(팔뼈를 어깨 관절 안으로 밀어 넣는다는 느낌으로), 어깨에서 힘을 빼고 턱은 바닥과 평행이 되게 한다. 자유롭게 숨을 쉰다.

❹ 앞뒤로 뻗은 발에 고르게 힘을 주면서 가슴을 약간 내밀고, 전사처럼 강인한 기분을 느껴보자!

❺ 숨을 3~8번 쉬는 동안 이 자세를 유지하다가 전사 자세 2로 넘어가거나, 숨을 내쉬면서 팔을 내리고 무릎을 깊게 구부리면서 발을 앞으로 뻗어 '산 자세'를 취한다.

❻ 매트 뒤쪽으로 돌아가 반대쪽도 똑같이 반복한다.

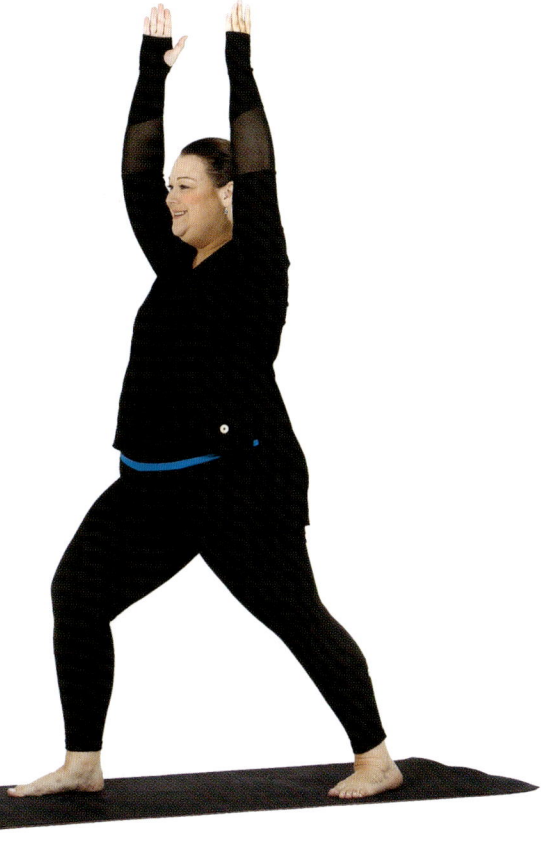

전사 자세 2

❶ 전사 자세 1에서 시작해, 오른쪽 다리를 앞으로 내민 상태에서 오른팔은 앞으로 뻗어 어깨 높이로 들고 왼팔은 뒤쪽으로 뻗어 어깨 높이로 든다.

❷ 몸통과 엉덩이가 동시에 자연스럽게 왼쪽을 향하게 한다.

❸ 뒤쪽에 있는 발을 회전시켜서 매트의 짧은 쪽 가장자리와 평행을 이루게 한다.

❹ 시선을 내려서 앞쪽으로 뻗은 손의 가운뎃손가락을 바라본다. 양쪽 발에 고르게 힘을 주면서 가슴을 내밀고 몸통은 계속 중앙에 위치하게 한다.

❺ 숨을 3~8번 쉬는 동안 이 자세를 유지하다가, 팔을 내리면서 뒤쪽 발의 발가락을 앞으로 돌리고 엉덩이도 매트 정면을 향하게 한다.

❻ 앞쪽 무릎을 구부리고 뒤쪽 발에 힘을 주면서 앞으로 내디뎌 '산 자세'를 취한다.

❼ 반대쪽도 똑같이 반복한다.

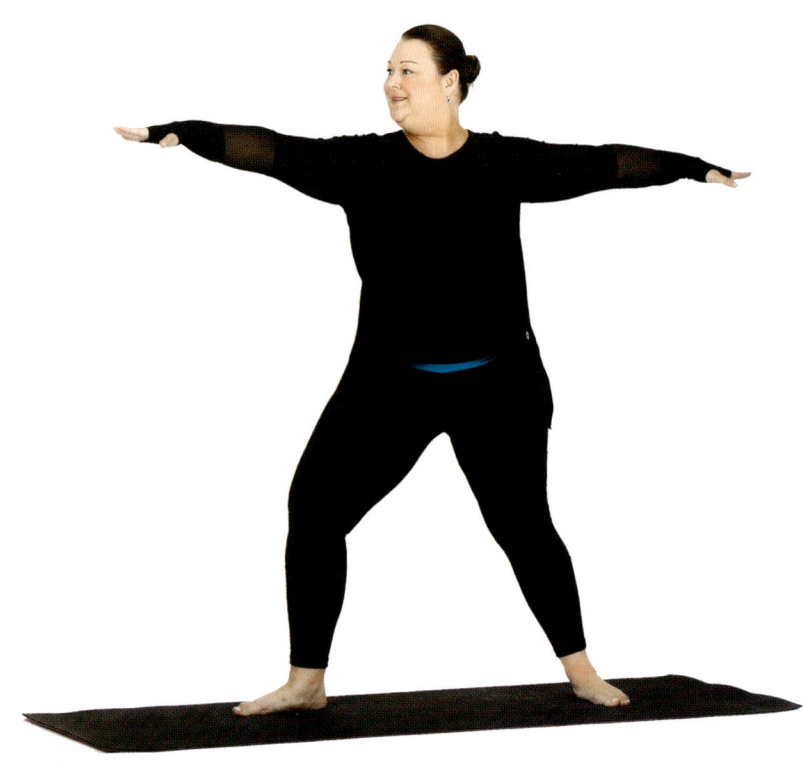

전사 자세 3 ver.1

❶ 벽에서 한 걸음 정도 떨어진 곳에 서서(얼굴은 벽 반대편을 향하고) '산 자세'(98페이지)로 시작한다.

❷ 오른쪽 다리를 몸 뒤로 뻗어 발이 벽에 닿게 하고, 뒤꿈치로 편안하게 벽을 눌러서 지지대로 삼는다.

❸ 엉덩이가 바닥과 직각을 이루도록 하여 균형을 잡고, 양팔을 어깨 높이까지 앞으로 들면서 시선은 바닥을 향한다.

❹ 숨을 3~8번 쉬는 동안 이 자세를 유지하다가, 복근에 힘을 주고 오른쪽 발을 다시 바닥에 내린다. 반대쪽도 똑같이 반복한다.

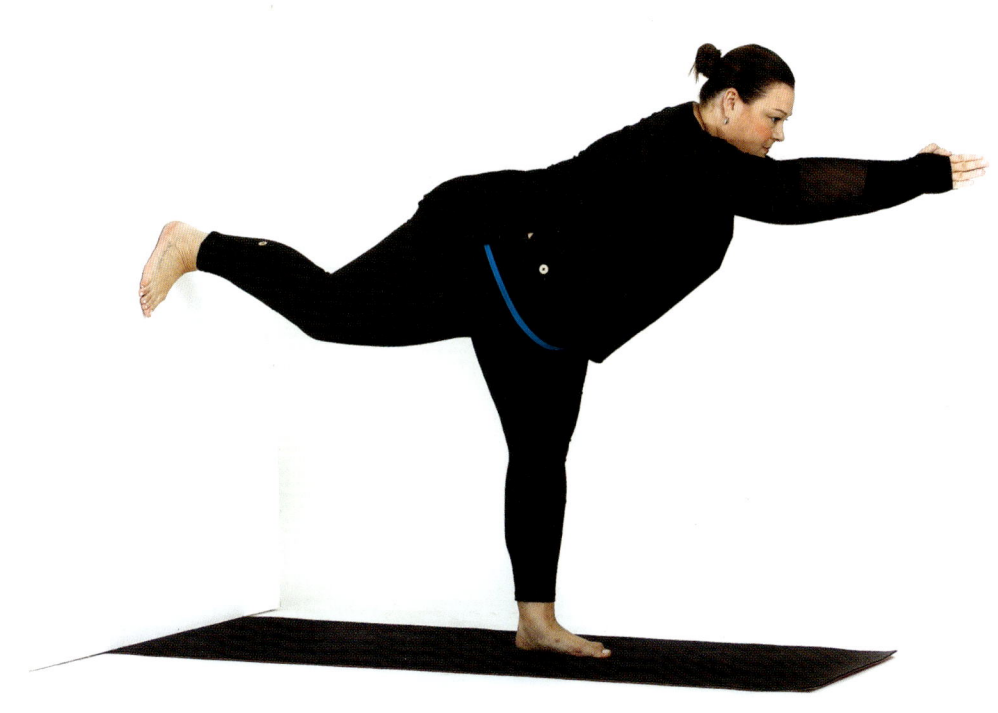

전사 자세 3 ver.2

❶ 몸 앞쪽에 의자를 놓고 좌석이 몸 반대쪽으로 가게 한 뒤, '산 자세'로 시작한다. 무릎을 부드럽게 굽히고 엉덩이부터 몸을 앞으로 구부리면서 손이나 팔뚝을 의자 등받이 위에 댄다.

❷ 이 자세에서 안정감이 느껴지면, 오른쪽 다리를 최대한 편안한 높이까지 뒤로 들고(엉덩이 높이 정도) 발을 구부리면서 아래를 쳐다봐 목이 길어지게 한다.

❸ 숨을 3~5번 쉬는 동안 이 자세를 유지하다가, 왼쪽 무릎을 구부리고 복근에 힘을 주면서 오른쪽 발을 바닥에 내린다.

❹ 반대쪽도 똑같이 반복한다.

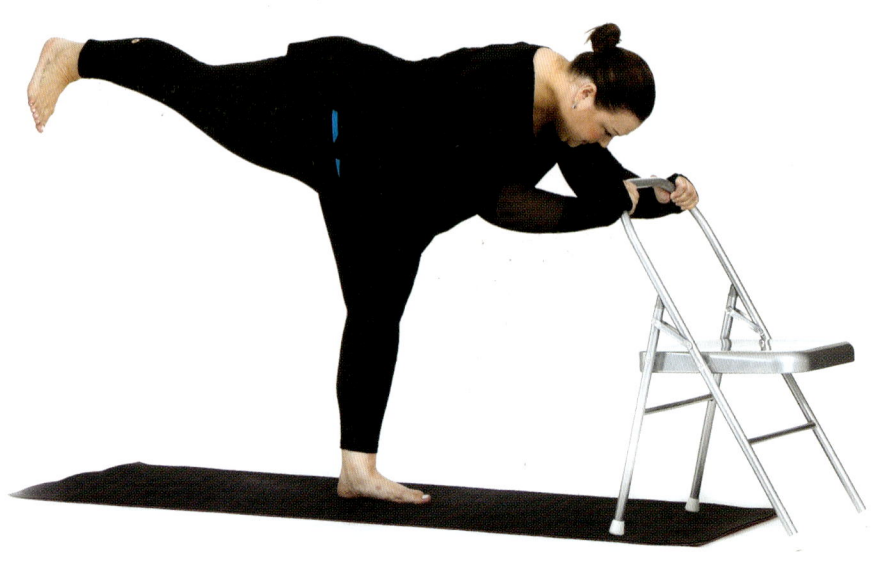

다리 벌려 앞으로 구부리기 ver.1

❶ 매트 중간에 요가 블록을 2개 놓는다. 매트 위에서 '산 자세'(98페이지)를 취하면서 매트의 긴 쪽을 바라본다. 무릎을 구부리고 왼발을 최대한 멀리까지 뻗으면서 발가락은 약간 몸 안쪽을 향하게 한다.

❷ 엉덩이부터 몸을 앞으로 구부리면서 양손으로 요가 블록을 짚거나 팔뚝을 무릎에 올린다.

❸ 머리와 어깨에서 힘을 빼고 이 자세로 숨을 3~7번 정도 쉬다가 무릎을 깊이 구부리면서 복근을 이용해 선 자세로 돌아온다.

❹ 동작을 반복하거나, 발을 다시 원래대로 모은다.

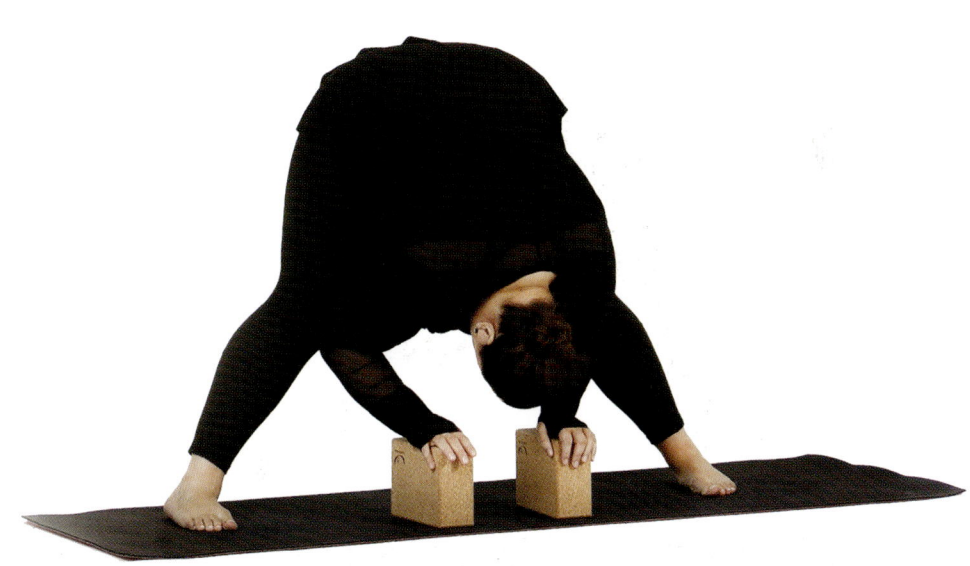

다리 벌려 앞으로 구부리기 ver.2

❶ 의자를 매트 가운데에 놓고 의자 좌석이 자기 몸 쪽을 향하게 한다.

❷ 매트 위에서 '산 자세'(98페이지)를 취하면서 매트의 긴 쪽을 바라본다. 무릎을 구부리고 왼발을 최대한 멀리까지 뻗으면서 발가락은 약간 몸 안쪽을 향하게 한다.

❸ 엉덩이부터 몸을 앞으로 구부리면서 양손이나 팔뚝을 의자 좌석에 올린다.

❹ 머리와 어깨에서 힘을 빼고 이 자세로 숨을 3~7번 정도 쉬다가 무릎을 깊이 구부리면서 복근을 이용해 선 자세로 돌아온다.

❺ 동작을 반복하거나, 발을 다시 원래대로 모은다.

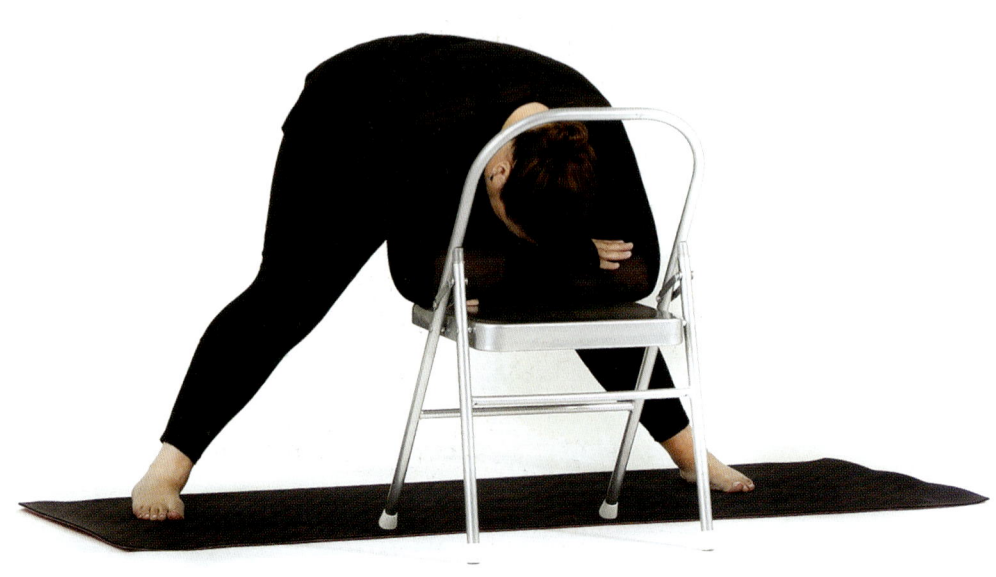

의자 자세 ver.1

❶ '산 자세'(98페이지)로 시작해 숨을 들이쉬면서 양팔을 머리 위로 올리고 얼굴과 어깨의 긴장을 푼다.

❷ 숨을 내쉬면서 의자에 앉으려고 하는 것처럼 엉덩이를 아래로 내리고 무릎을 구부린다. 이때 무릎이 발 위에 와야 한다.

❸ 자유롭게 숨을 쉬면서 복근과 다리에 힘을 준다.

❹ 숨을 3~8번 쉬는 동안 이 자세를 유지하다가, 팔을 다시 몸통 옆으로 내리고 다리를 곧게 편다.

❺ 원한다면 반복해도 좋다.

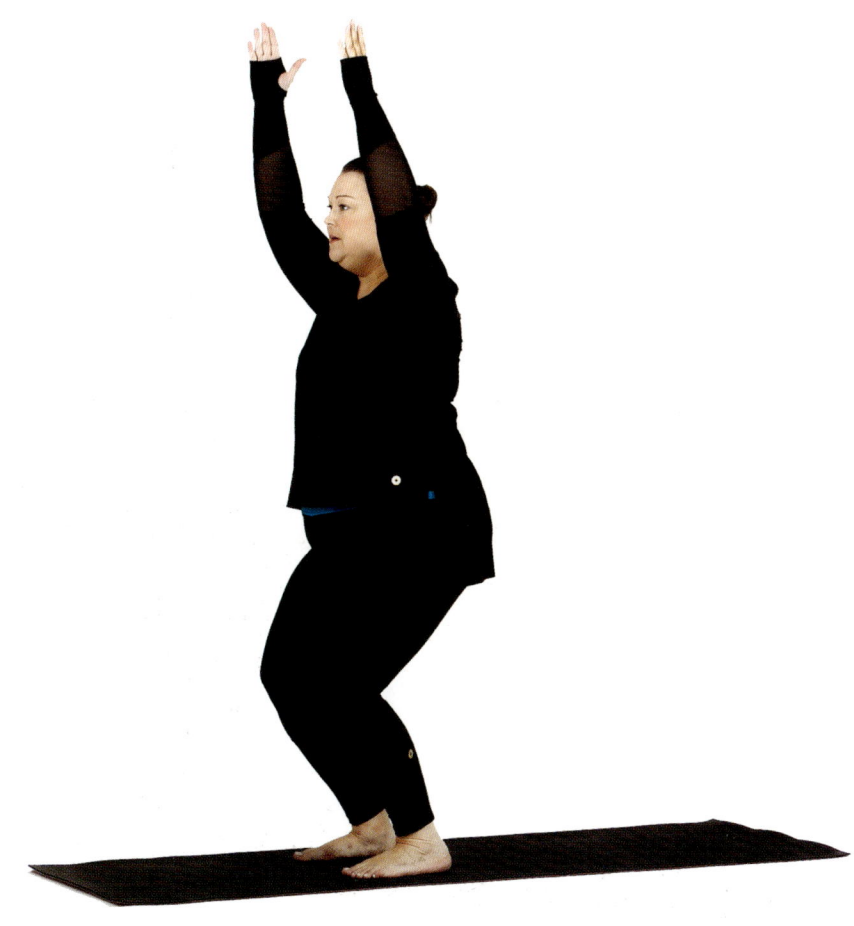

의자 자세 ver.2

❶ 벽에 기대서 '산 자세'(98페이지)로 시작하는데, 이때 엉덩이가 벽에 가볍게 닿아야 한다.

❷ 숨을 들이쉬면서 양팔을 머리 위로 올리고 얼굴과 어깨의 긴장을 푼다.

❸ 숨을 내쉬면서 의자에 앉으려고 하는 것처럼 엉덩이를 아래로 내리고 무릎을 구부린다(무릎이 발 위에 와야 함). 등을 벽에 가볍게 기대서 필요한 만큼 몸을 지탱한다.

❹ 자유롭게 숨을 쉬면서 복근과 다리에 힘을 준다.

❺ 숨을 3~8번 쉬는 동안 이 자세를 유지하다가, 팔을 다시 몸통 옆으로 내리고 다리를 곧게 편다.

❻ 원한다면 반복해도 좋다.

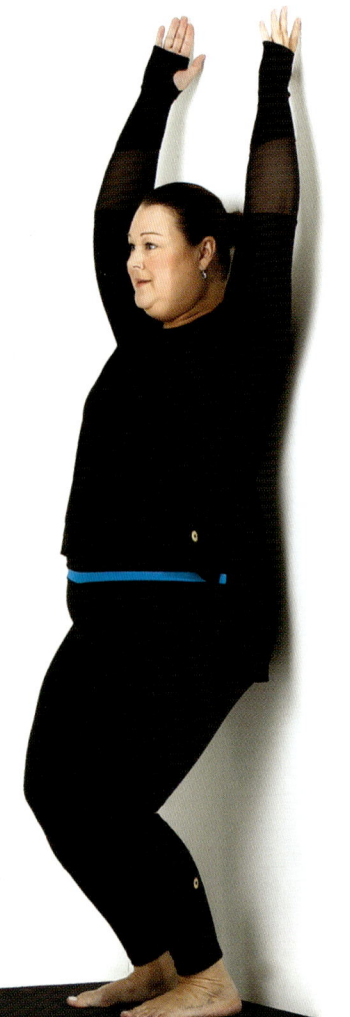

스완 다이브(Swan Dive)

❶ '산 자세'(98페이지)로 시작해 숨을 들이쉬면서 손바닥을 위로 향한 채 양팔을 옆으로 뺐다가 그대로 팔을 머리 위로 올려서 손바닥끼리 마주 닿게 한다. 목 상태가 괜찮은 사람은 이 자세에서 위를 올려다본다.

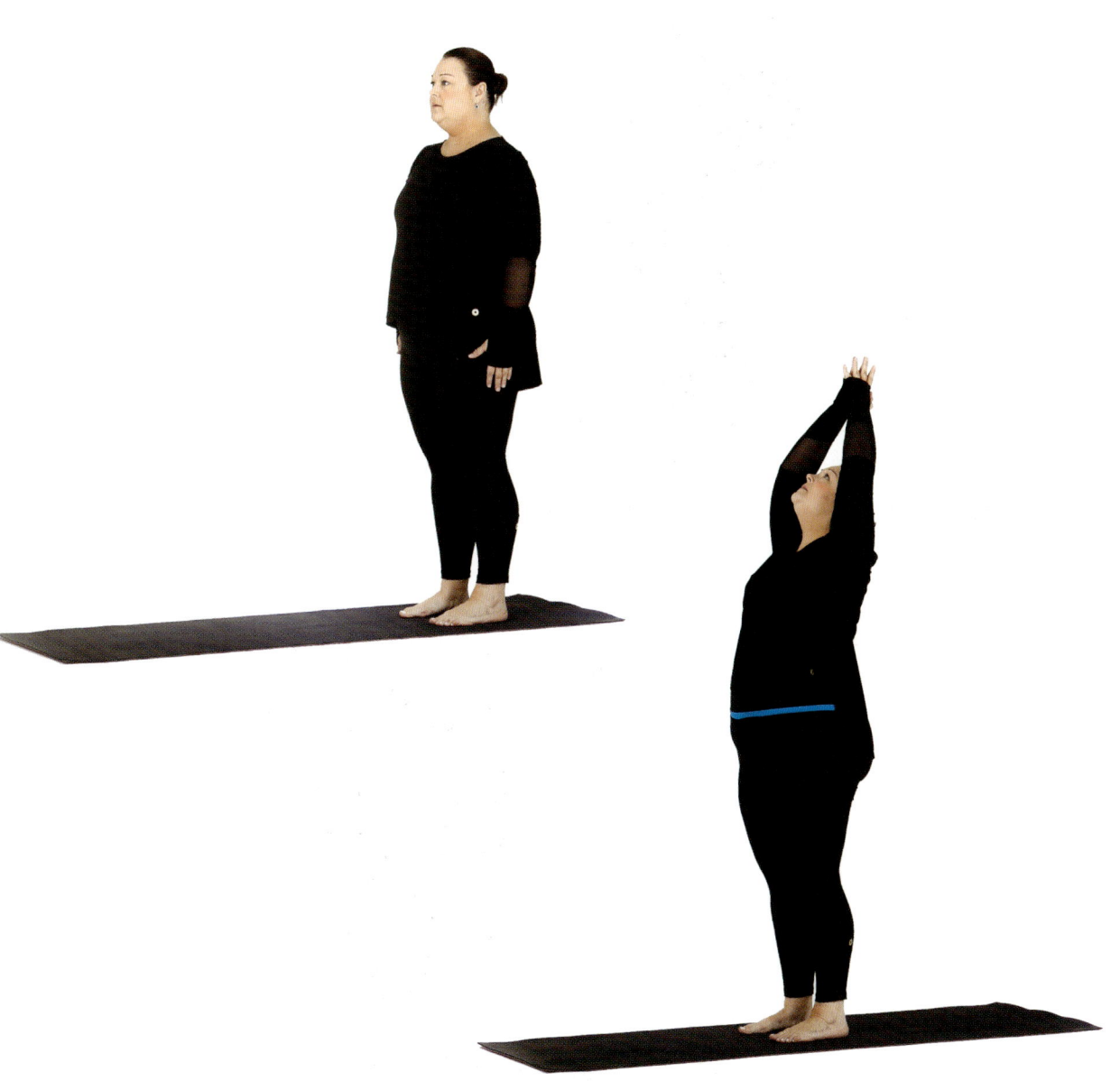

❷ 숨을 내쉬면서 마주대고 있던 손을 양옆으로 떼는데, 이때 손바닥이 몸 바깥쪽을 향하게 한다. 흉곽을 움직이면서 엉덩이부터 몸을 앞으로 구부려 팔뚝을 무릎에 올리는데 필요하면 양발을 조금 더 넓게 벌려도 된다.

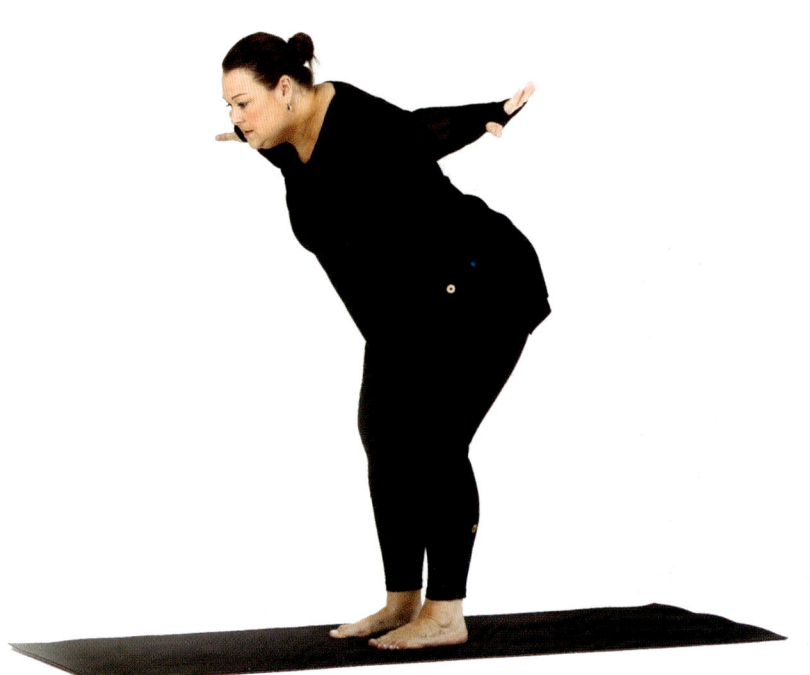

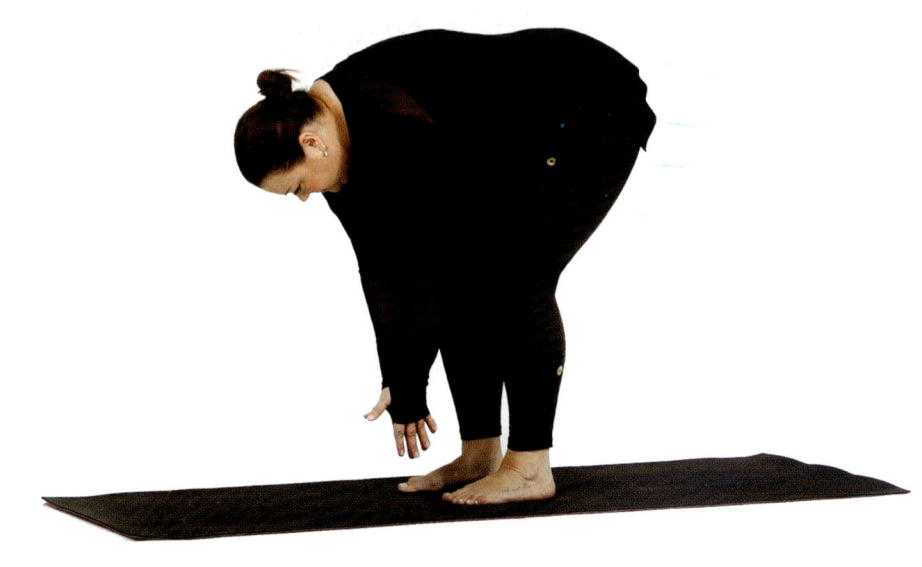

❸ 숨을 들이쉬면서 복근에 힘을 주고, 무릎을 조금 더 구부리면서 양팔을 옆으로 뻗는다. 이때 손바닥은 몸 바깥쪽을 향하게 한다. 가슴을 내밀어 넓게 벌리면서 양팔을 다시 머리 위로 올리고 손바닥을 마주 댄다.

❹ 앞으로 구부리는 이 동작을 연속으로 3~5회 정도 반복한다.

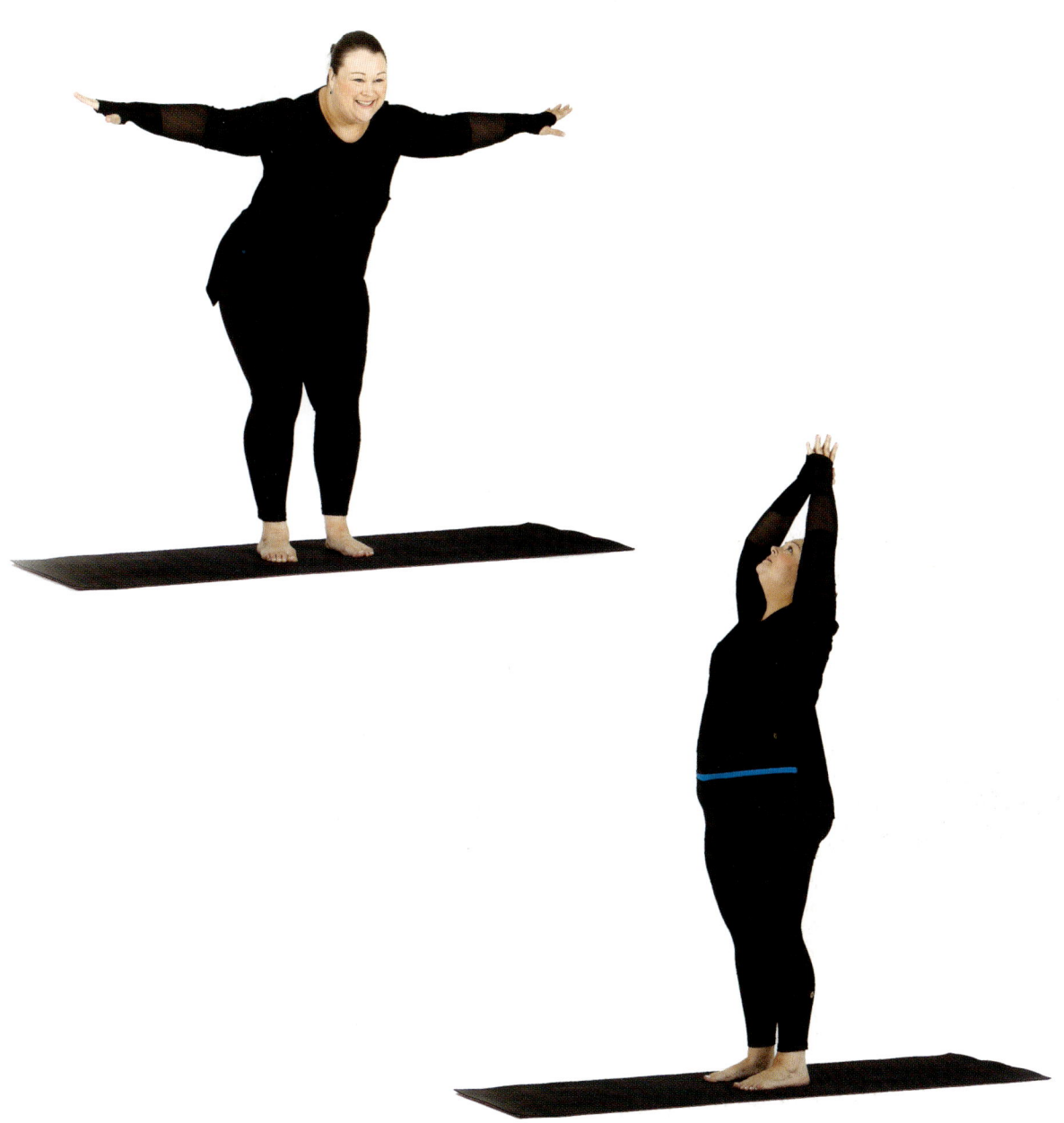

Section 5
균형 잡기 자세

기본적인 균형 잡기 자세

❶ '산 자세'(98페이지)로 시작해 숨을 들이쉬면서 오른발을 왼발 앞에 놓고, 무릎을 약간 구부리면서 균형을 잡는다.

❷ 균형 감각을 높이고 싶으면 눈을 감는다.

❸ 자유롭게 3~8번 정도 숨을 쉬다가 오른발을 다시 '산 자세' 위치로 옮기고, 발을 바꿔서 똑같이 반복한다.

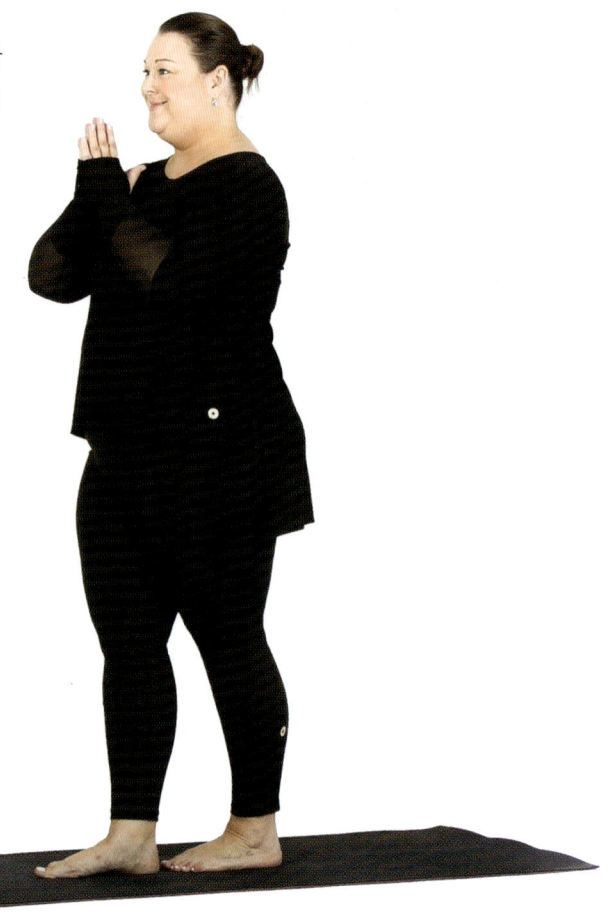

나무 자세

❶ '산 자세'(98페이지)로 시작해 오른발을 들고 오른쪽 뒤꿈치를 왼쪽 발목에 댄 다음, 무릎과 엉덩이를 바깥쪽으로 회전시킨다.

❷ 복부에 힘을 주고 왼쪽 다리를 살짝 구부리면서 가슴을 내밀고, 양손을 가슴 앞에 모아 '기도하는 자세'를 취한다.

❸ 이 자세를 유지하거나 아니면 오른발을 들어 종아리에 대고 양팔을 머리 위로 올리면서 시선은 똑바로 앞을 바라본다.

❹ 숨을 5~10번 쉬는 동안 이 자세를 유지하다가, 발을 다시 바닥에 대고 반대쪽도 똑같이 반복한다.

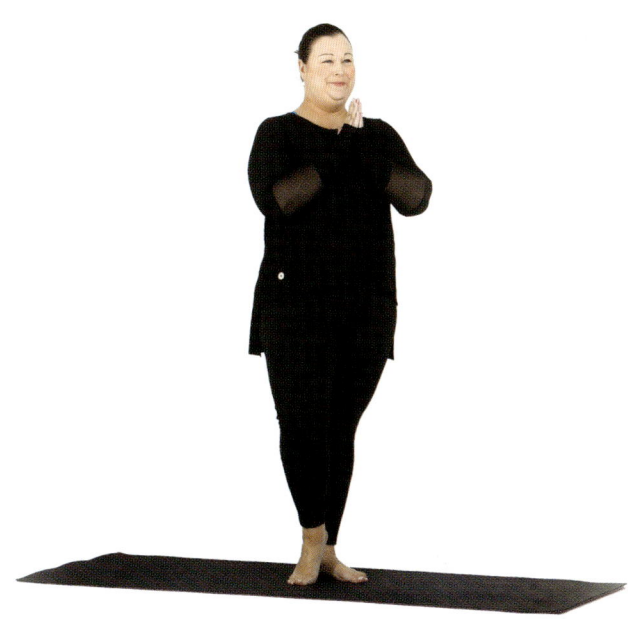

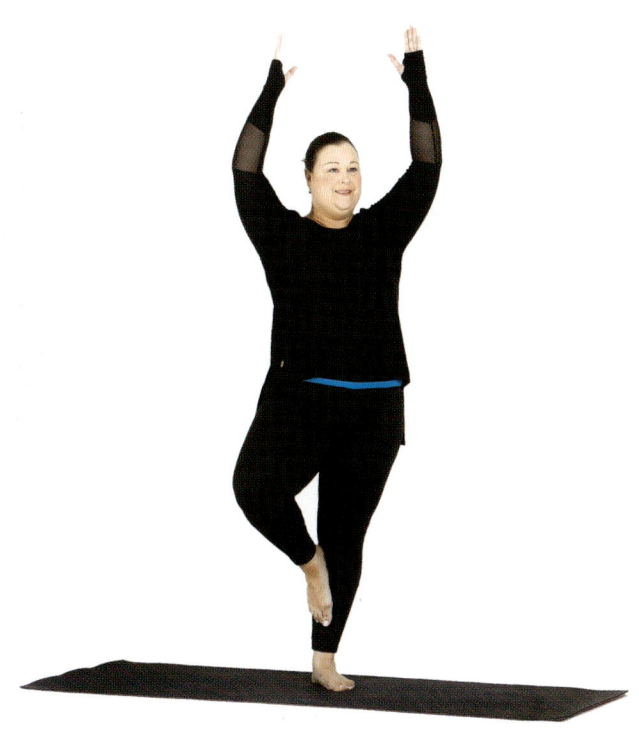

독수리 자세 ver.1

❶ 왼발 옆에 요가 블록을 놓고 '산 자세'(98페이지)로 시작한다. 왼쪽 무릎을 살짝 구부리고 오른쪽 다리를 왼쪽 무릎 위로 올려서 왼쪽 종아리 뒤에 대거나 요가 블록 위에 올린다.

❷ 왼쪽 팔꿈치를 오른쪽 팔꿈치 위로 엇갈린 뒤 왼손을 꼬아서 오른손을 잡고(손목을 서로 교차시킨다) 양 팔뚝이 얼굴 바로 앞에 오게 한다. 시선은 정면을 향한다.

❸ 이 자세로 3~5번 정도 자유롭게 숨을 쉬다가 꼬았던 팔과 다리를 풀고 다시 '산 자세'로 돌아간다. 반대쪽도 똑같이 반복한다. 이번에는 오른쪽 팔꿈치가 왼쪽 팔꿈치 위로 와야 한다.

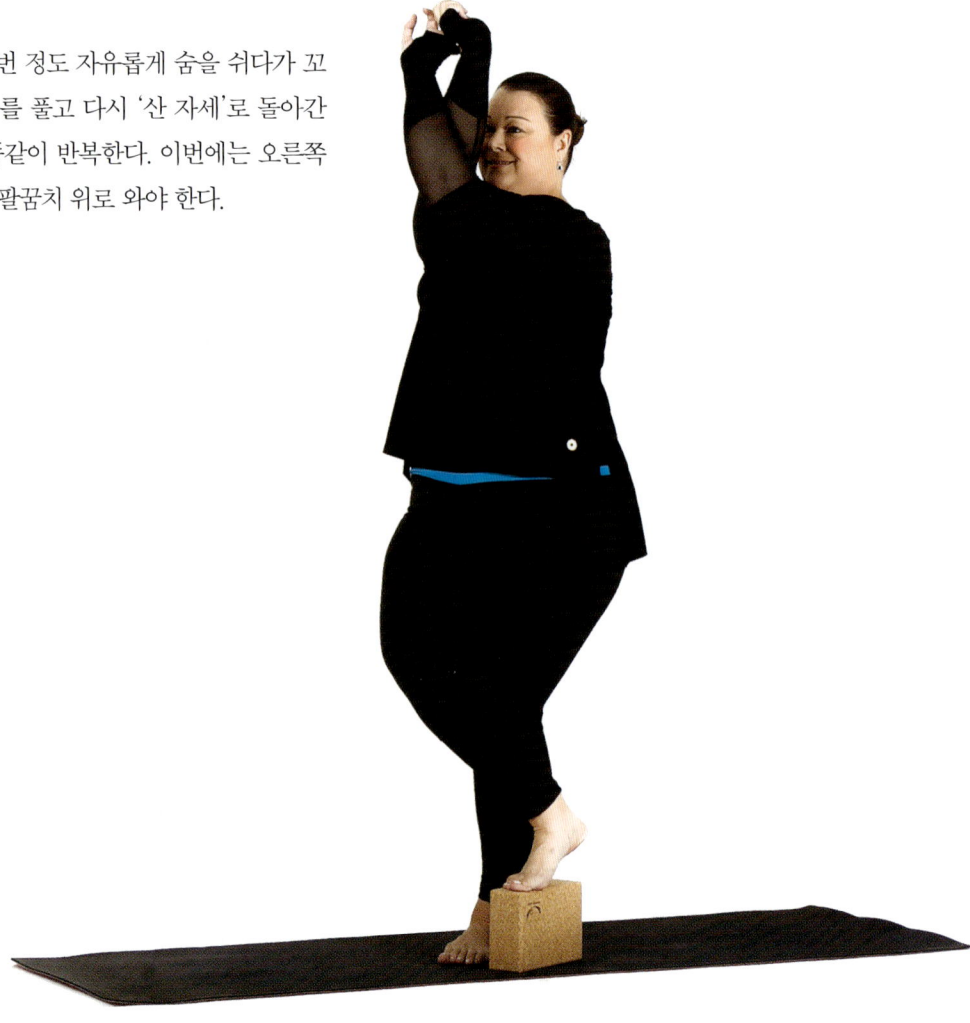

독수리 자세 ver.2

❶ 왼발 옆에 요가 블록을 놓고 '산 자세'(98페이지)로 시작한다. 왼쪽 무릎을 살짝 구부리고 오른쪽 다리를 왼쪽 무릎 위로 올려서 왼쪽 종아리 뒤에 대거나 요가 블록 위에 올린다.

❷ 양팔을 반대편 어깨 바깥쪽으로 뻗어서 자기 몸을 감싸 안는데, 이때 왼쪽 팔꿈치가 오른쪽 팔꿈치 위로 올라오게 한다. 팔꿈치 높이는 턱 부근까지 올라와야 한다.

❸ 이 자세로 3~5번 정도 자유롭게 숨을 쉬다가 팔과 다리를 풀고 '산 자세'로 돌아간다. 반대쪽도 똑같이 반복한다. 이번에는 오른쪽 팔꿈치가 왼쪽 팔꿈치 위로 와야 한다.

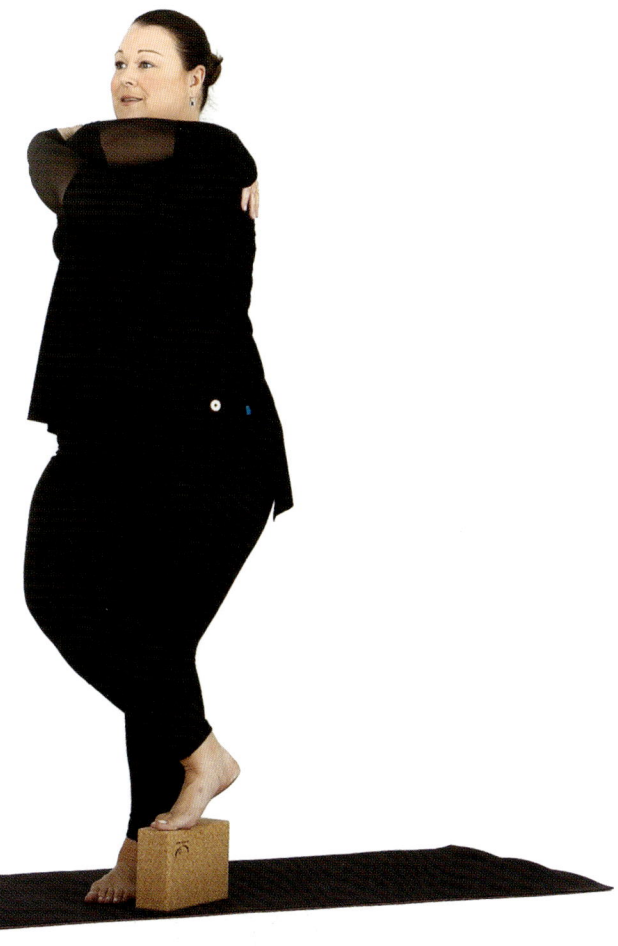

반달 자세

❶ 등과 벽 사이의 거리가 5센티미터 정도 되는 곳에 서서 '산 자세'(98페이지)를 취한다.

❷ 왼발(벽과 평행하게 놓인) 가까이에 요가 블록을 놓고 오른발을 약간 바깥쪽으로 벌린다.

❸ 복근에 힘을 주고 벽을 지지대로 삼으면서 왼손을 뻗어 요가 블록을 짚고, 오른쪽 다리는 엉덩이 높이까지 든 다음 오른손을 어깨 위로 올린다.

❹ 엉덩이부터 몸을 일으켜 앞을 향하는 동안 몸 뒤쪽의 일부분은 벽에 기대고 있어도 된다.

❺ 자세가 안정적으로 잘 받쳐지고 있다는 느낌이 드는 경우에만 이 자세를 유지한다.

❻ 허리보다는 다리와 복근의 힘을 이용해 조심스럽게 몸을 일으켜 다리를 바닥에 내리고 양팔을 몸통 옆으로 내린다.

❼ 요가 블록을 오른쪽으로 옮기고 반대쪽도 똑같이 반복한다.

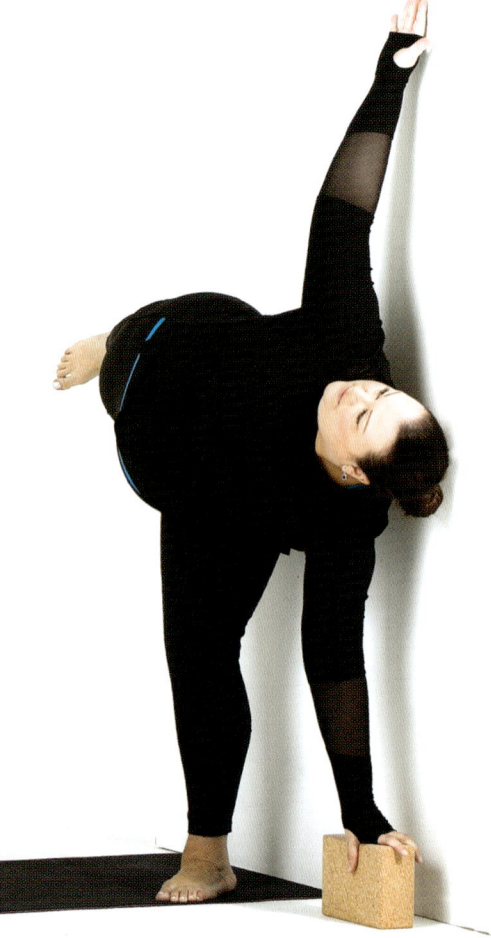

노 젓기 자세

❶ 매트 앞쪽에 앉아 무릎을 매트 끄트머리 즈음에서 구부려 발이 바닥(매끈하고 단단한 바닥이어야 한다)에 둔 접은 담요에 닿게 한다.

❷ 숨을 들이쉬면서 팔을 앞으로 들어 어깨 높이까지 올리고 손바닥은 몸 쪽을 향하게 하면서 복근에 힘을 주고 몸을 뒤로 살짝 젖힌다. 숨을 내쉰다.

❸ 부드럽게 숨을 들이쉬면서 담요에 올린 발을 몸에서 멀리 밀어내 무릎이 거의 펴진 상태가 되면, 숨을 내쉬면서 다시 발을 몸 쪽으로 당겨 무릎이 다시 구부러지게 한다.

❹ 원하는 만큼 여러 번 반복한 다음 팔을 다시 내리고 똑바로 앉아서 '쉬운 책상다리 자세'(70페이지)나 '막대 자세'(69페이지)를 취한다.

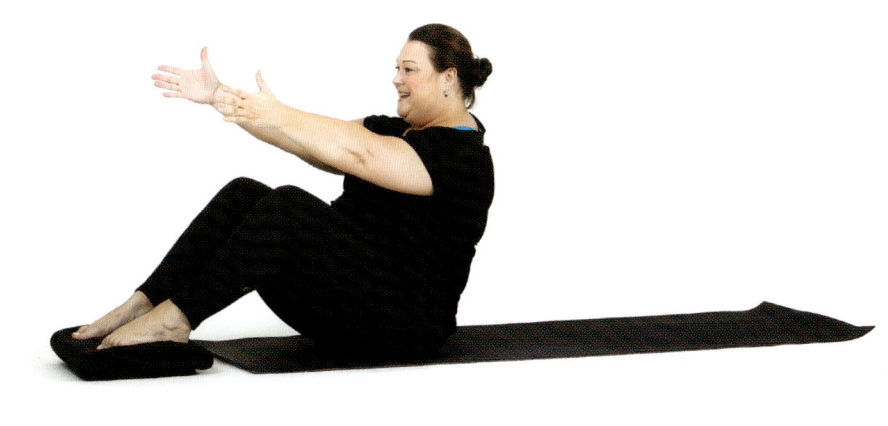

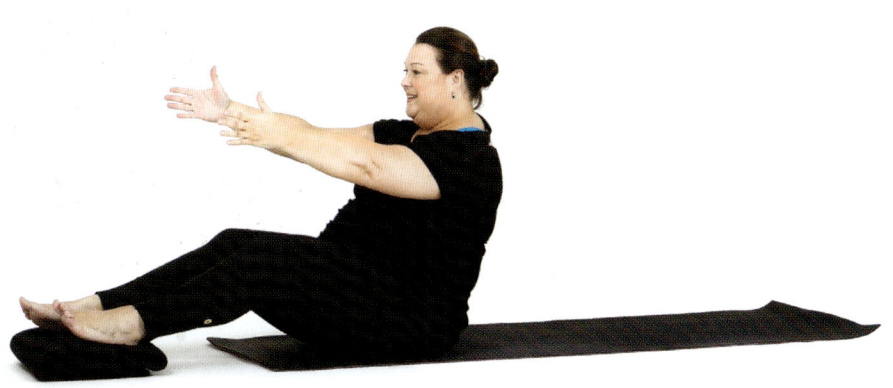

Section 6
바닥에 반듯이 누운 자세

다리 자세 ver.1

❶ 등을 대고 누워 무릎을 구부려서 엉덩이 너비 정도로 벌리고 발바닥은 바닥에 댄다.

❷ 숨을 들이쉬면서 양팔을 천천히 머리 위로 올린다. 이때 팔이 바닥에 닿지 않을 수도 있다. 자신의 운동 범위가 어느 정도인지 기억하자!

❸ 숨을 내쉬면서 천천히 팔을 몸통 옆으로 내린다.

❹ 호흡에 맞춰 2~5회 반복한다.

❺ 자신의 체력 여하에 따라 여기서 바로 다음 자세로 넘어갈 수도 있다.

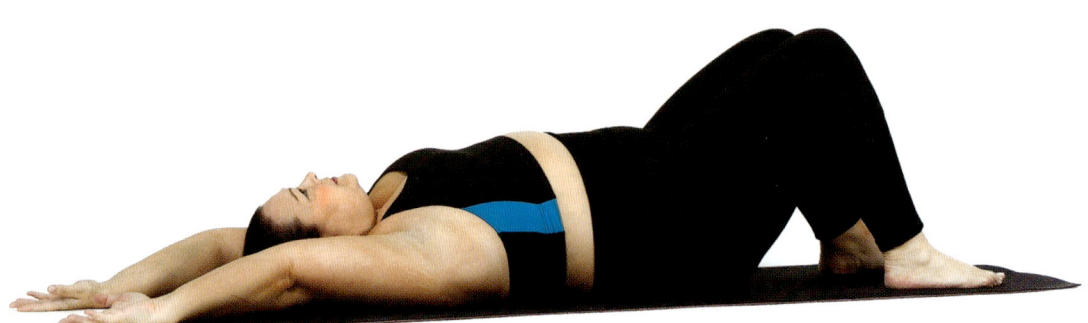

다리 자세 ver.2

❶ 먼저 바닥에 등을 대고 누워 무릎을 구부린다.

❷ 발을 엉덩이 쪽으로 조금 옮겨도 괜찮으며, 무릎이 엉덩이 너비만큼 벌어져 있는지 확인한다.

❸ 숨을 들이쉬면서 양팔을 머리 위로 올리고, 발에 힘을 주면서 엉덩이와 골반을 최대한 편안한 높이까지 들어 올린다.

❹ 숨을 내쉬면서 엉덩이와 척추를 천천히 바닥으로 내리고 팔도 다시 몸통 옆으로 내린다.

❺ 2~5회 반복하는데, 엉덩이를 든 상태를 유지하고 싶다면(이때 호흡하는 걸 잊지 말아야 한다) 자신 판단에 따라서 실행한다.

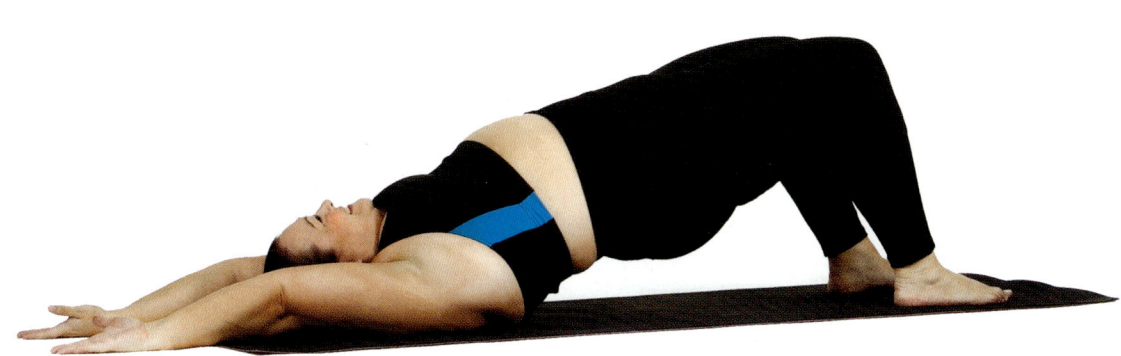

다리 자세 ver.3

❶ 등을 대고 누워 무릎을 구부리고 요가 블록을 몸 가까이에 둔다.

❷ 발을 엉덩이 쪽으로 조금 옮겨도 괜찮으며, 무릎이 엉덩이 너비만큼 벌어져 있는지 확인한다.

❸ 숨을 들이쉬면서 발에 힘을 주어 엉덩이와 골반을 최대한 편안한 높이까지 들어 올리고, 요가 블록을 골반 아래에(척추 아래가 아니라) 댄다.

❹ 몸에 힘을 빼고 팔을 양옆으로 벌리고 손바닥은 바닥을 향하게 한다.

❺ 이건 회복 자세이므로 눈을 감은 채 이 자세를 2~7분 정도 유지하는 게 좋다. 그냥 긴장을 풀고 자기 호흡에 정신을 집중하면 된다.

❻ 준비가 되면 손을 아래로 뻗은 뒤 엉덩이를 살짝 들어 요가 블록을 빼내고 엉덩이와 척추를 부드럽게 바닥으로 내린다.

❼ 몇 분 동안 이 자세의 효과를 즐겨보자! (정말 기분이 좋다!)

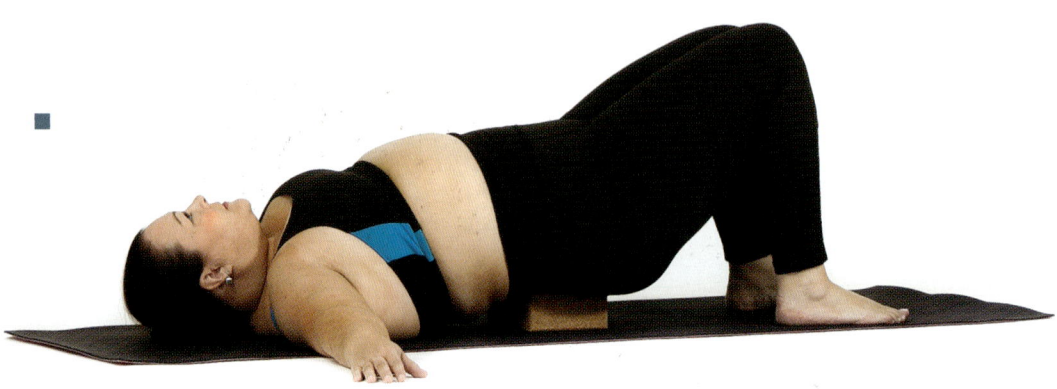

누워서 몸 비틀기 ver.1

❶ 바닥에 등을 대고 누워 무릎을 구부린다.

❷ 숨을 들이쉬면서 코어 근육에 힘을 주고 발을 바닥에서 들어 올려 뒤꿈치와 무릎이 일직선을 이루게 한다.

❸ 숨을 내쉬면서 팔을 어깨 높이에서 좌우로 벌린다.

❹ 숨을 들이쉬면서 무릎과 발을 최대한 몸통 가까이 붙인다.

NOTE | 코어근육이란 우리 몸의 중심이 되는 근육을 가리키는 것으로 척추기립근, 복근, 둔근을 아울러 가리킨다.

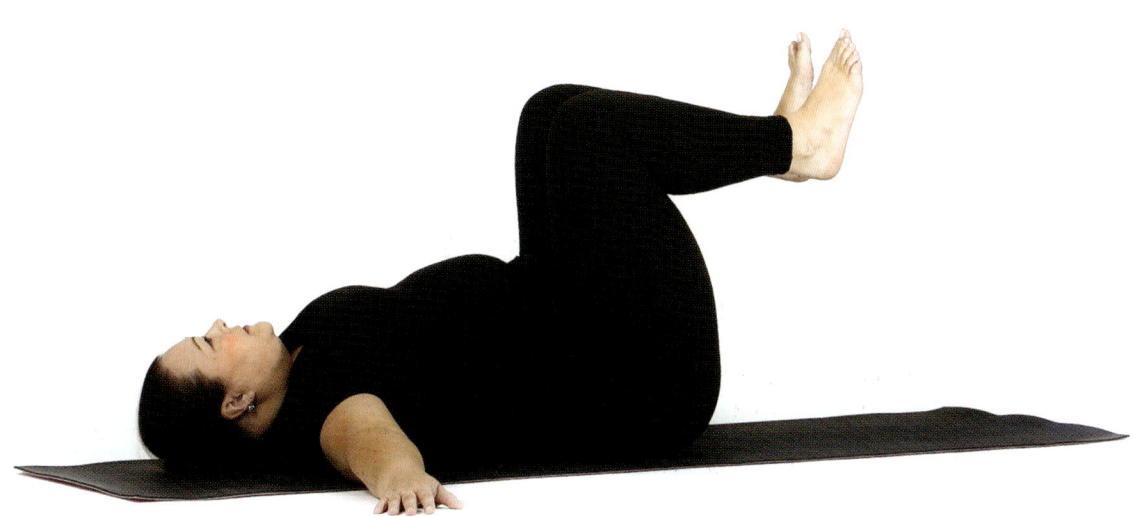

❺ 숨을 내쉬면서 조심스럽게 몸을 오른쪽으로 비틀어 무릎이 바닥을 향하게 하는데, 이때 자신이 편하다면 무릎을 포개고 있어도 되고 아니면 양 무릎이 서로 살짝 떨어진 상태로 움직여도 된다.

❻ 시선은 무릎을 향하거나 위를 쳐다보거나 왼쪽을 봐도 된다. 목이 편한 방향을 택한다.

❼ 숨을 5~10번 쉬는 동안 이 자세를 유지하거나, 원할 경우 더 오래 유지해도 된다.

❽ 복근에 힘을 주고 양쪽 무릎을 다시 가운데로 원위치 시켰다가 이번에는 왼쪽을 향해 내린다. 전체 동작을 반복한다.

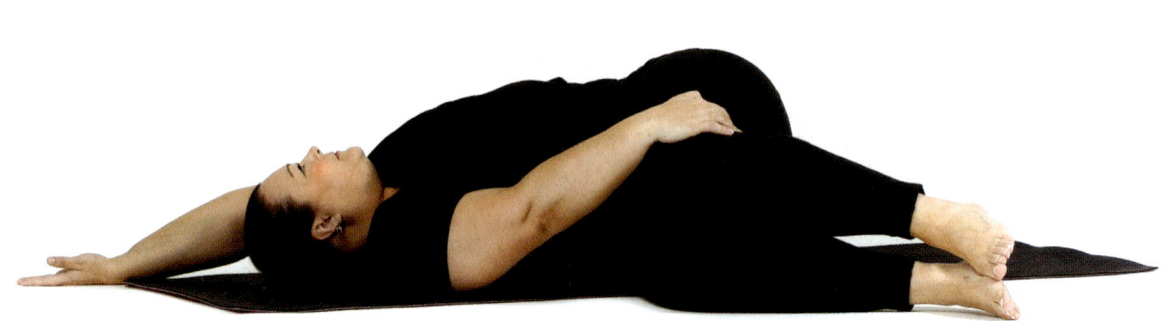

누워서 몸 비틀기 ver.2

❶ 바닥에 등을 대고 누워 무릎을 구부리고 양발을 바닥에 댄다.

❷ 숨을 들이쉬면서 양팔을 어깨 높이에서 좌우로 벌린다.

❸ 숨을 내쉬면서 양발을 매트 너비만큼 벌린다.

❹ 숨을 들이쉬었다가 내쉬면서 양 무릎을 오른쪽으로 내리고 자세를 조정한다. 필요한 경우 오른쪽 무릎 아래에 담요를 받쳐도 된다.

❺ 숨을 5~10번 쉬는 동안 이 자세를 유지하거나, 원할 경우 더 오래 유지해도 된다.

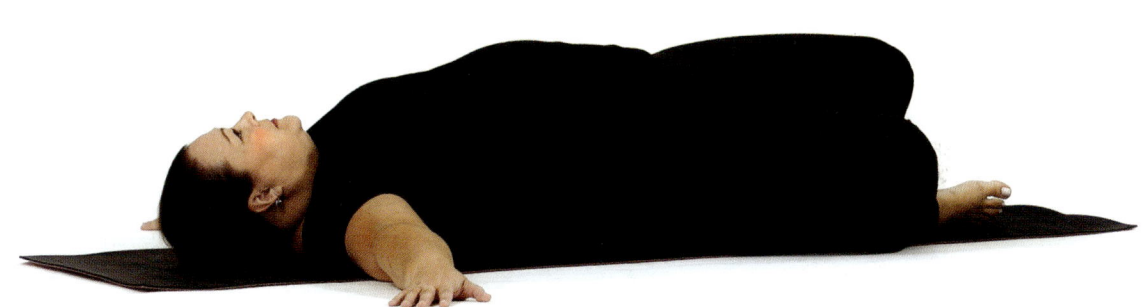

❻ 복근에 힘을 주고 양쪽 무릎을 다시 가운데로 원위치 시켰다가 이번에는 왼쪽을 향해 내린다. 전체 동작을 반복한다.

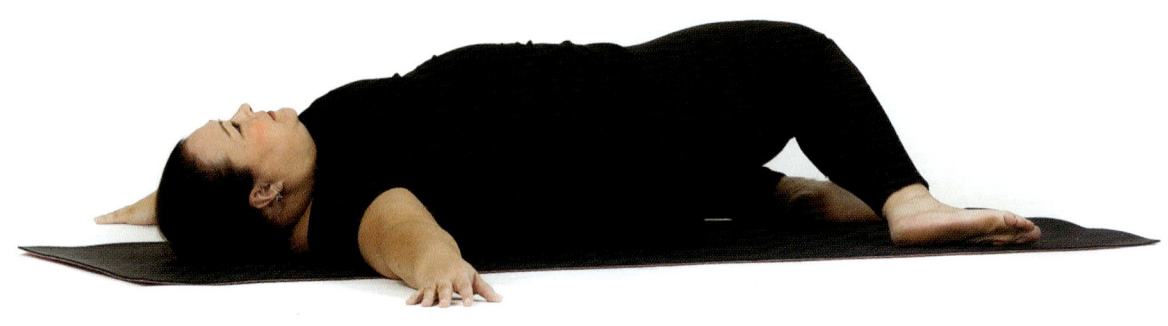

무릎을 가슴까지 올리기 ver.1

NOTE | 이 자세를 3가지 버전으로 제시하는 이유는, 가슴과 배 때문에 이 자세를 편안하게 취하지 못하는 사람들이 있기 때문이다.

❶ 바닥에 등을 대고 누워 양 무릎을 가슴 쪽으로 구부린다.

❷ 양 무릎을 엉덩이 너비보다 넓게 벌려서 공간을 확보하면 편안하게 숨을 쉴 수 있다.

❸ 양팔로 무릎을 감싸고 머리와 목의 긴장을 푼다.

❹ 이 자세로 5~10회 정도 부드럽게 숨을 쉰다. 가끔 양옆으로 가볍게 몸을 흔드는 것도 괜찮다.

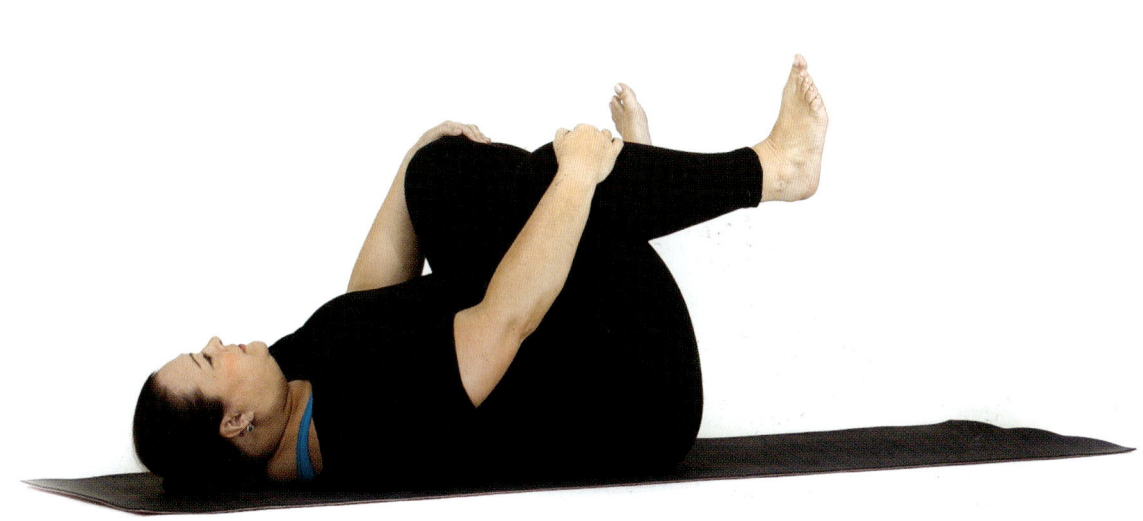

무릎을 가슴까지 올리기 ver.2

NOTE | 이 버전에서는 끈을 활용하기 때문에 누울 때 손을 움직여서 가장 편안한 위치를 잡을 수 있다.

❶ 무릎 뒤에 끈을 대고, 손으로 적당한 위치까지 끈을 당겨서 몸이 편안하고 짓눌리는 느낌이 들지 않게 한다!

❷ 무릎을 넓게 벌리고(얼마나 넓게 벌리는가는 사람마다 다른데, 자신에게 편안한 각도를 실험해보면 된다), 머리와 목에서 힘을 빼고 편안하게 바닥에 눕는다.

❸ 이 자세로 5~10회 정도 부드럽게 숨을 쉰다. 가끔 양옆으로 가볍게 몸을 흔드는 것도 괜찮다.

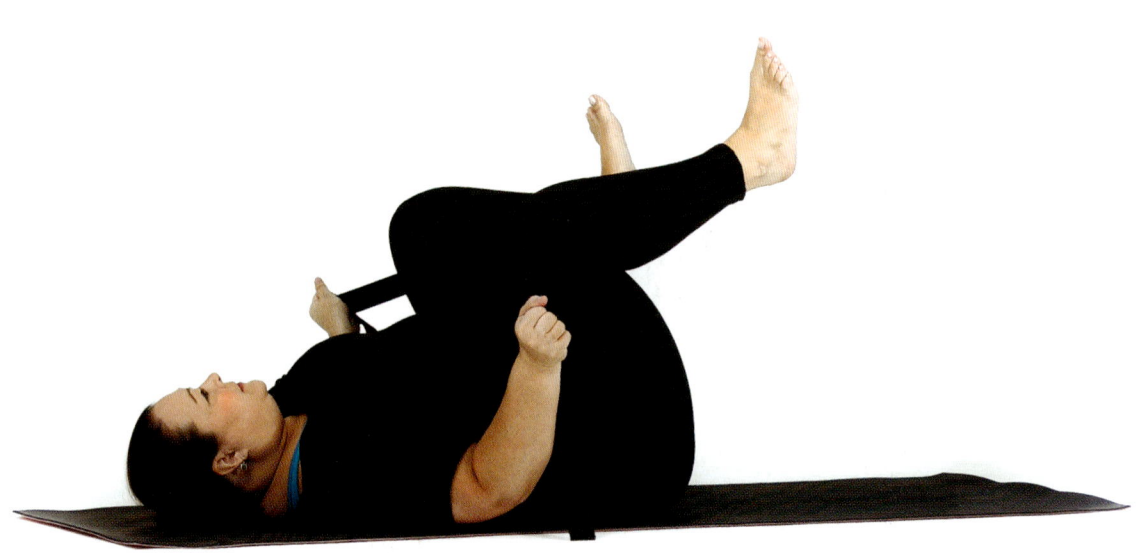

무릎을 가슴까지 올리기 ver.3

❶ 바닥에 등을 대고 눕는다. 이 버전에서는 오른쪽 다리는 가슴 쪽으로 구부리고 왼쪽 다리는 발을 바닥에 댄 채로 구부린다.

❷ 오른손을 무릎 위에 올리거나 무릎 뒤에 받칠 수도 있고 아니면 끈을 사용해도 된다.

❸ 머리와 목에서 힘을 빼고 편안하게 바닥에 눕는다.

❹ 이 자세로 5~10회 정도 부드럽게 숨을 쉰다. 가끔 양옆으로 가볍게 몸을 흔드는 것도 괜찮다.

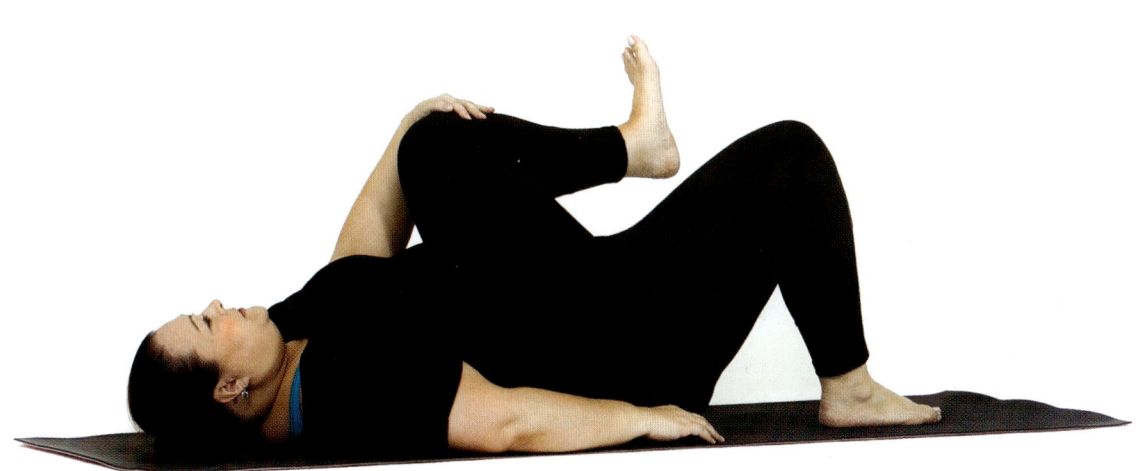

항복 자세 ver.1

NOTE | 전통적인 요가 수련을 할 때 마지막 자세로 활용되는 경우가 많다.

❶ 등을 대고 누워 다리를 똑바로 뻗어서 엉덩이 너비로 벌리고, 양발은 바깥쪽을 향해 부드럽게 벌어지게 한다. 양팔은 몸에서 편안한 거리에 두고, 손바닥은 위를 향하게 한 뒤 손에서 힘을 뺀다.

❷ 코를 통해 숨을 들이쉬고 내쉬며, 원한다면 눈을 감는다.

❸ 이 자세로 7~10분 또는 더 오랫동안 가만히 누워 있는데(침묵 속에서, 또는 마음을 느긋하게 해주는 음악이나 155페이지에 소개된 사바아사나 대본을 들으면서), 한기가 느껴지면 담요나 수건을 덮고 있어야 한다.

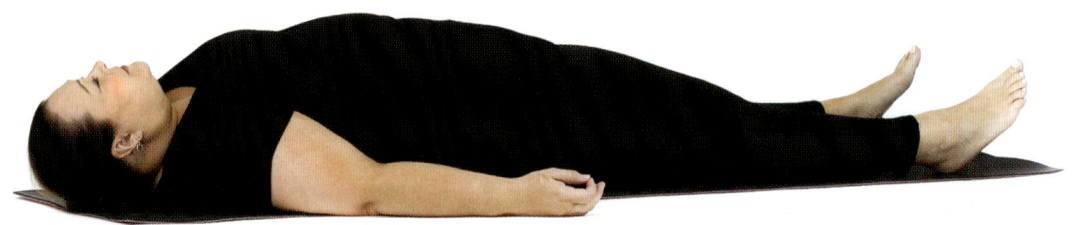

항복 자세 ver.2

❶ 바닥에 등을 대고 누워 무릎 아래에 볼스터를 받치고, 다리는 엉덩이 너비보다 약간 넓게 벌리고 양발은 바깥쪽을 향해 부드럽게 벌어지게 한다. 양팔은 몸에서 편안한 거리에 두고, 손바닥은 위를 향한 채 손에서 힘을 뺀다.

❷ 목 아래에 담요를 받치고 원하면 안대를 써도 괜찮다. 한기가 느껴지면 담요를 덮는다.

❸ 코를 통해 숨을 들이쉬고 내쉬면서, 원한다면 눈을 감는다.

❹ 이 자세로 7~10분 혹은 더 오랫동안 가만히 누워서 시간을 보낸다(침묵 속에서, 혹은 마음을 느긋하게 해주는 음악이나 155페이지에 소개된 사바아사나 대본을 들으면서).

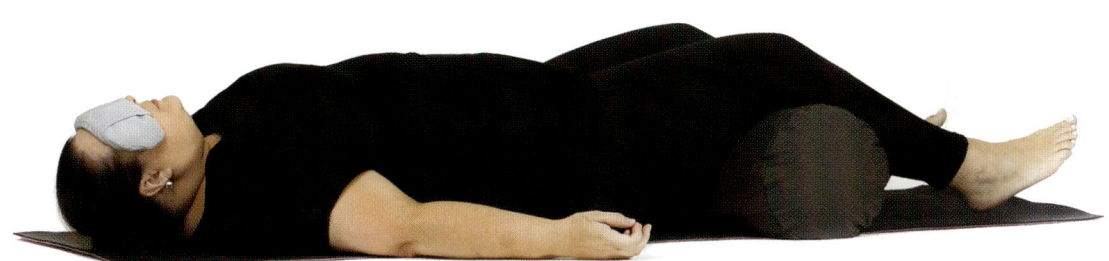

Section 7

엎드린 자세

악어 자세

❶ 배를 깔고 엎드려서 다리를 엉덩이 너비보다 약간 넓게 벌린다.

❷ 양팔을 몸 앞에 모으고 머리를 들고 가슴이 매트에서 약간 떨어지게 한다.

❸ 왼손으로 오른쪽 팔꿈치나 팔뚝을 받치고, 왼쪽 팔꿈치나 팔뚝은 오른손으로 받친다.

❹ 시선을 팔 바로 앞에 둬서 목이 길게 늘어나게 한다.

❺ 눈을 감고 몸 전체에서 힘을 뺀다.

❻ 숨을 5~10번 쉬는 동안 이 자세를 유지하거나, 원할 경우 더 오래 유지해도 된다.

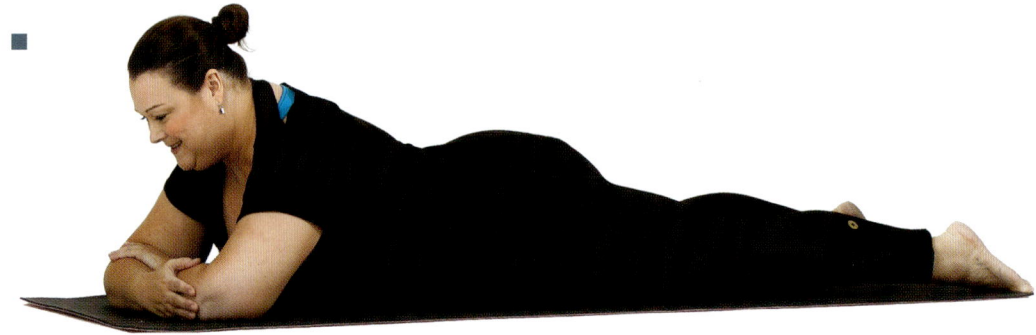

메뚜기 자세 ver.1

❶ 배를 깔고 엎드려 양팔을 앞으로 뻗어 바닥에 대고, 다리는 엉덩이 너비로 벌린다. 허리를 보호하기 위해 골반을 약간 아래로 내린다.

❷ 숨을 들이쉬면서 양팔을 몸 뒤쪽으로 내리고, 숨을 내쉬었다가 다시 들이쉬면서 팔과 상체를 매트에서 들어 올린다. 이때 손바닥은 몸 쪽을 향하게 하고 복근을 이용해서 몸을 안정시킨다.

❸ 이 자세에서 몇 번 숨을 쉬다가 양팔을 얼굴 앞으로 모으면서 온몸의 힘을 빼고 바닥에 엎드린다. 손에 머리를 얹는다.

❹ 양팔이 몸통 옆의 바닥에 놓여 있는 원래 자세로 돌아가, 이번에는 숨을 들이쉬면서 팔과 가슴, 다리를 매트에서 뗀다. 복근과 허리를 이용해서 몸을 안정시킨다.

❺ 이 자세에서 숨을 3~5번 쉰 후, 다리와 팔을 다시 바닥으로 내리고 양팔을 얼굴 앞으로 가져와 머리를 손에 얹는다. 그리고 몸에서 완전히 힘을 빼고 부드럽게 숨을 쉰다.

❻ 원한다면 이 동작을 반복한다!

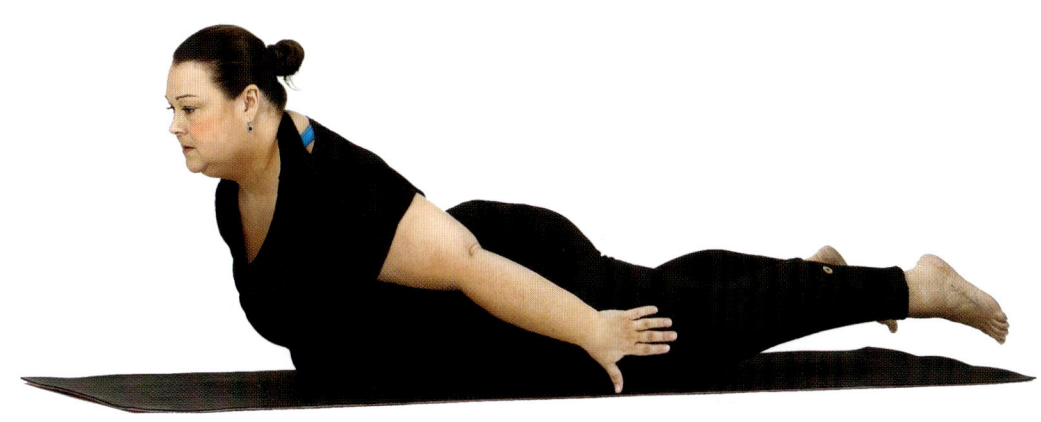

메뚜기 자세 ver.2

❶ 배를 깔고 엎드려서 옆에 요가 블록 2개를 준비해두고, 다리는 엉덩이 너비로 벌린다.

❷ 요가 블록을 몸 앞쪽으로 가져와서 사진과 같이 양팔의 팔뚝을 요가 블록 위에 편안하게 올리고 어깨와 가슴을 매트에서 부드럽게 뗀다. 목을 길게 뻗고 시선은 손가락 끄트머리 바로 앞을 향한다.

❸ 이 자세로 부드럽게 숨을 쉰다. 요가 블록을 이용해 몸을 떠받치는 자세이기는 해도 복근과 등에도 힘이 들어가는 걸 느낄 수 있을 것이다.

❹ 여기에 다른 동작을 추가하고 싶다면 다리도 바닥에서 떼면 된다. 하지만 이건 전적으로 자신의 선택에 달렸다.

❺ 몸이 불편해지기 전까지 계속 이 자세를 유지하다가, 요가 블록을 옆으로 치우고 양팔을 얼굴 앞으로 가져와 머리를 손 위에 얹고 몸 전체에서 완전히 힘을 뺀다.

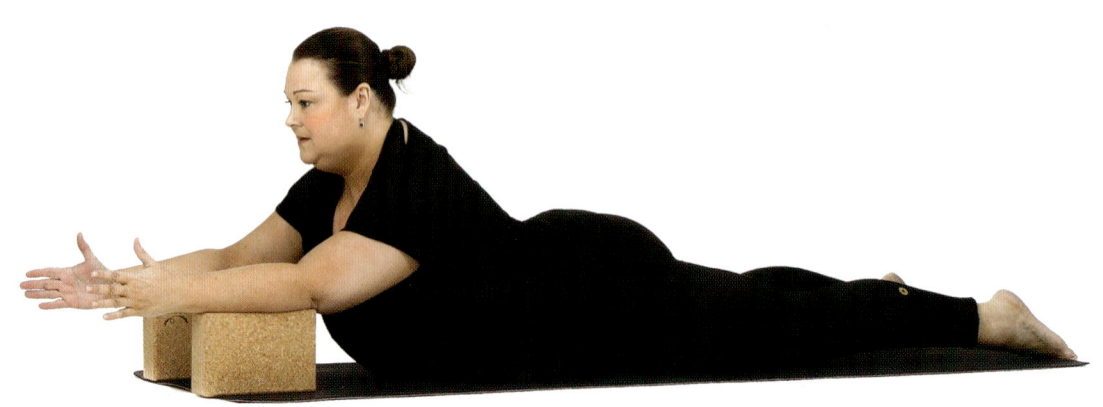

스핑크스 자세 ver.1

❶ 배를 깔고 엎드려서 팔꿈치를 바닥에 대고, 상체를 일으켜 팔꿈치가 어깨 바로 아래, 또는 어깨보다 약간 앞에 위치하게 한다.

❷ 손과 손가락은 똑바로 정면을 향하게 하고 가슴을 약간 내밀면서 어깨와 얼굴의 긴장을 푼다.

❸ 골반을 안정시키려면 오른발 발가락을 아래로 접은 상태에서 오른쪽 다리를 들어 3~5센티미터 가량 뒤로 움직인 다음 발가락을 편다. 왼쪽 발과 다리도 똑같이 한다.

❹ 이것과 대치되는 자세인 '아기 자세'(96~97페이지)로 돌아갈 수도 있다.

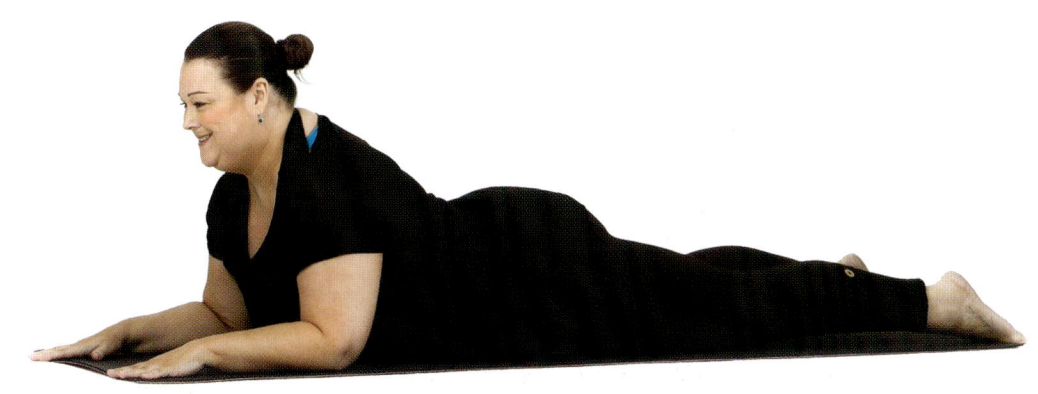

스핑크스 자세 ver.2

❶ 배를 깔고 엎드려서 얼굴 앞쪽 매트에 볼스터를 놓는다. 볼스터를 움직여 가슴 중앙에(젖가슴이 있는 사람은 젖가슴 아래에) 위치시킨다.

❷ 볼스터 너머로 팔꿈치를 옮겨서 팔꿈치가 볼스터 바로 앞에 위치하게 한다. 팔뚝과 손은 정면을 향한다.

❸ 골반을 안정시키려면 오른발의 발가락을 아래로 접은 상태에서 오른쪽 다리를 들어 3~5센티미터가량 뒤로 움직인 다음 발가락을 편다. 왼쪽 발과 다리도 똑같이 한다.

❹ 가슴을 내밀고 턱을 약간 숙여서 목선이 길어지게 한다.

❺ 숨을 5~10번 쉬는 동안 이 자세를 유지하거나, 더 오래 유지해도 된다.

❻ 이것과 대치되는 자세인 '아기 자세'(96~97페이지)로 돌아가고 싶어지면 그렇게 해도 된다.

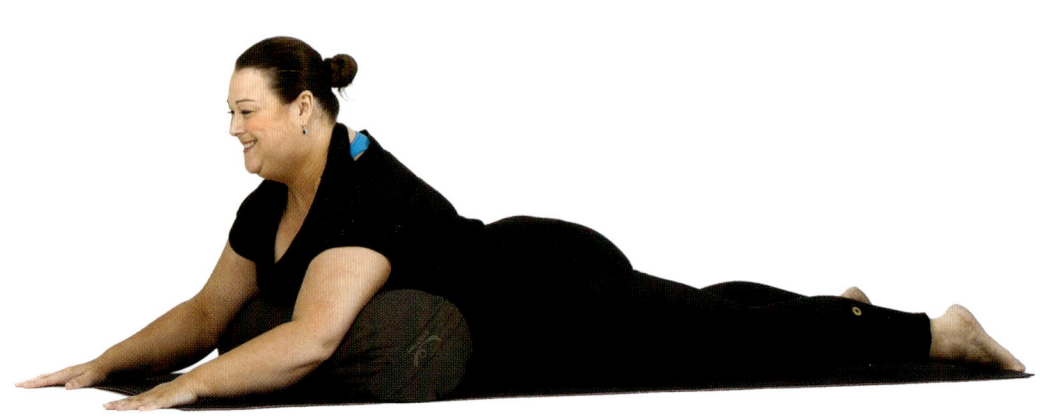

코브라 자세

❶ 스핑크스 자세나 악어 자세에서 손을 어깨 아래로 끌어와 손바닥이 바닥을 향하게 하고, 양발은 엉덩이 너비로 벌린다.

❷ 숨을 들이쉬면서 머리와 어깨, 가슴을 매트에서 들어 올리고 양팔을 곧게 뻗는다. 팔꿈치는 약간 구부려야 한다.

❸ 팔꿈치를 계속 구부린 상태에서 부드럽게 몸 쪽으로 끌어온다. 턱을 약간 당기면서 이 자세에서 숨을 3~7번 쉰다.

❹ 다시 몸을 바닥으로 내리고 양팔을 얼굴 앞으로 돌려 머리를 손 위에 얹는다.

❺ 무릎을 구부리고 발뒤꿈치를 천장을 향해 든 다음 양발을 오른쪽 왼쪽으로 천천히 움직이면서(자동차 앞창의 와이퍼가 움직이는 것처럼) 척추의 긴장을 푼다.

❻ 이것과 대치되는 자세인 '아기 자세'(96~97페이지)로 돌아갈 수도 있다.

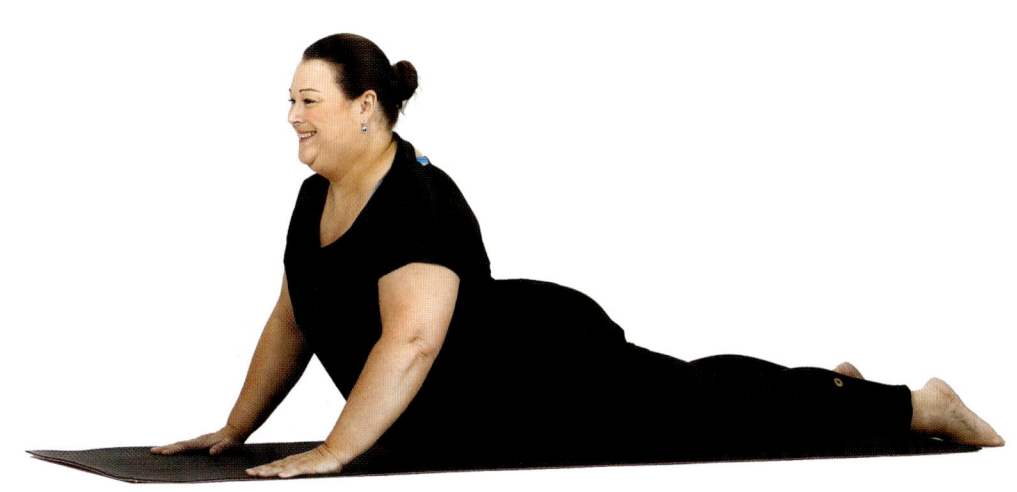

Section 8
머리가 심장보다 낮은 자세

엎드린 강아지 자세

❶ '테이블 자세'(84페이지)에서 양손을 어깨 앞으로 조금 더 멀리 내뻗고 손가락을 넓게 편다.

❷ 발가락을 구부리고 숨을 들이쉬면서 엉덩이를 높이 들어 올렸다가 약간 내리면서 복근에 단단히 힘을 준다.

❸ 관절 보호를 위해 팔꿈치와 무릎은 약간 구부린 상태를 유지한다. 햄스트링(허벅지 뒤쪽 부분의 근육과 힘줄)이 좀 더 편안해지는 위치까지 무릎을 구부려도 된다.

❹ 가슴을 허벅지 쪽으로 움직여서 귀가 팔 안쪽과 거의 일직선상에 놓이게 한다. 이 동작이 불편하다면 굳이 하지 않아도 된다.

❺ 이 자세에서 숨을 3~7번 쉰 다음 무릎을 다시 바닥에 대고 발뒤꿈치를 엉덩이에 댄다. 무릎을 넓게 벌리고 팔을 앞으로 뻗어 '아기 자세'(96~97페이지)를 취한다.

❻ 원한다면 '테이블 자세'로 돌아가서 반복해도 된다.

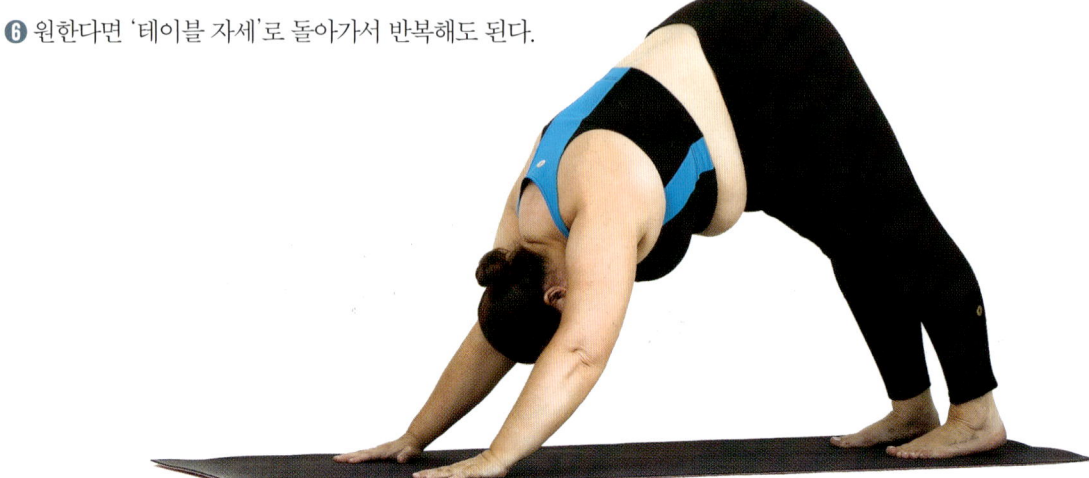

벽 짚은 강아지 자세

NOTE | 이 자세를 취할 때는 벽 대신 의자를 이용해도 되지만, 굳이 벽을 이용한 버전을 소개하는 이유는 의자가 없는 일반 요가원에서 교습을 받을 때도 '엎드린 강아지 자세'를 응용할 수 있게 하기 위해서다.

❶ 벽에서 다리 길이 정도 떨어진 곳에 서서 엉덩이부터 몸을 앞으로 구부리면서 양손을 어깨 너비 정도로 벌려 벽을 짚는다. 각도나 위치는 자기 몸에 맞게 조정해도 된다.

❷ 무릎을 부드럽게 구부리고 머리와 가슴이 팔보다 조금 더 아래에 위치하게 한다.

❸ 이 자세에서 숨을 5~10번 쉰 다음, 무릎을 깊이 구부리고 양팔을 옆으로 내리면서 천천히 일어선다.

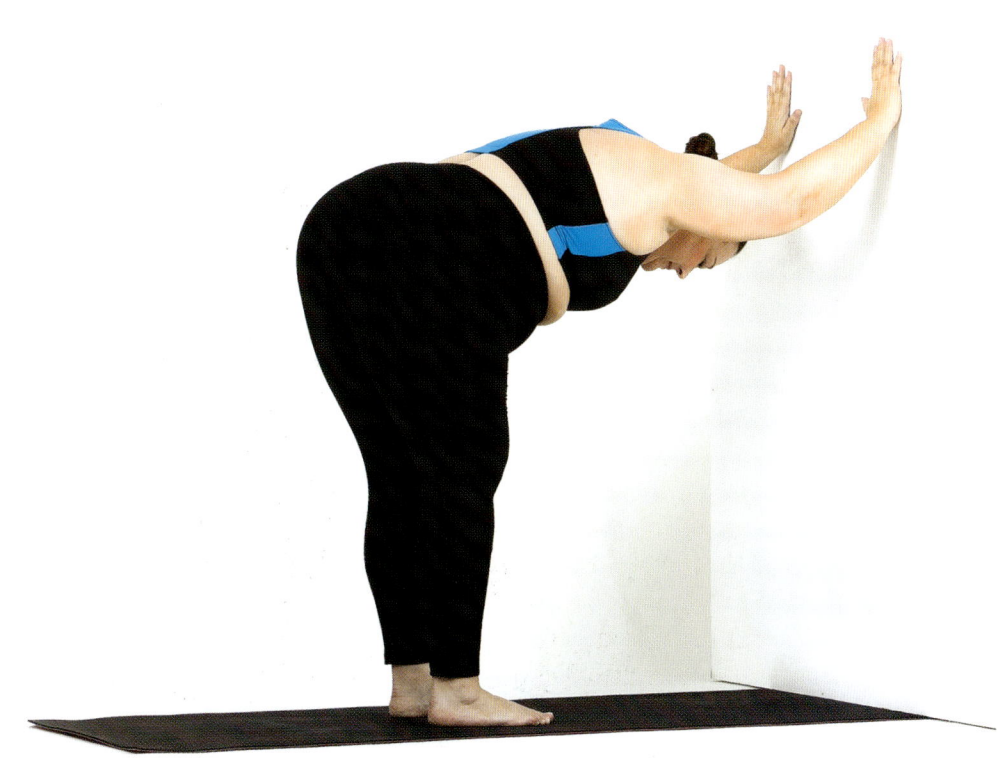

어깨 서기

NOTE | 내가 수업 중에 "이번에는 어깨 서기를 합시다"라고 말하면 가끔 충격의 파문이 교실 전체로 퍼질 때가 있다! 전통적인 버전은 따라 하기가 꽤 어렵지만 여기에서 소개하는 방식은 기분 좋고 회복력이 있으며 몸매에 상관없이 거의 모든 이들에게 적합하다.

❶ 등을 대고 바닥에 누워서 볼스터를 가까이에 놓고, 무릎을 구부려서 엉덩이 너비만큼 벌린다. 발에 힘을 주고 엉덩이를 공중으로 들어 올리면서 볼스터를 잡아 엉덩이 아래에 놓는다. 혼자 하기 힘들면 요가 강사나 집에 있는 다른 사람에게 여러분 엉덩이 아래에 볼스터를 밀어 넣어 달라고 부탁하는 것도 좋은 방법이다.

❷ 발을 바닥에서 떼고 다리를 곧게 뻗으면서 발이 천장을 향하게 한다.

❸ 발가락을 얼굴 쪽으로 구부려도 되고 그냥 편안하게 둬도 된다. 원한다면 무릎을 구부려서 편안한 자세를 취해도 좋다.

❹ 양팔은 계속 옆으로 뻗은 상태에서 손바닥이 위나 아래를 향하게 하고 눈을 감는다.

❺ 이 자세에서 숨을 5~10번 쉬면서 이 안전한 물구나무 서기 방법의 이점을 누려보자!

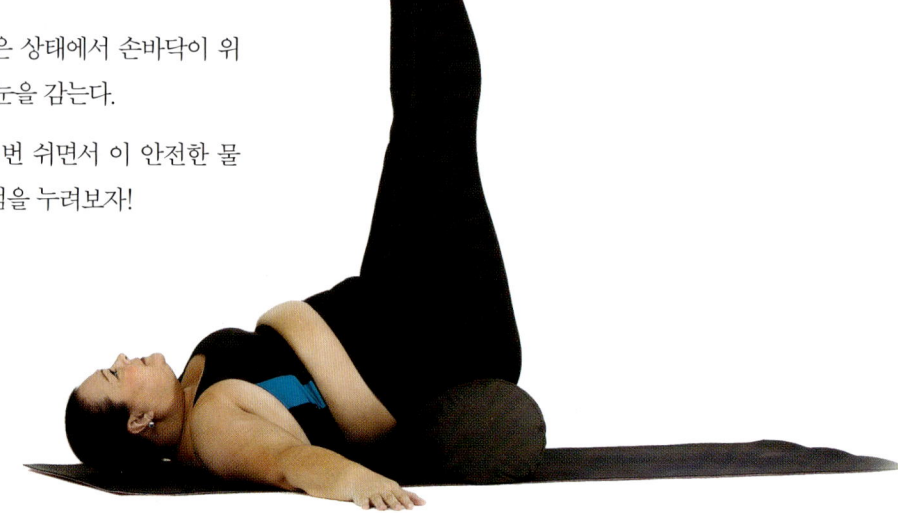

벽에 발 올리기

❶ 바닥에 앉아 몸을 최대한 벽 가까이에 붙이고(얼굴은 옆으로 돌린 채) 무릎을 구부린다.

❷ 팔꿈치를 바닥에 대고 부드럽게 몸을 눕히면서 몸통은 편안하게 바닥에 눕고 다리는 벽에 올린다. 이때 다리를 엉덩이 너비로 벌리고 발뒤꿈치로 벽을 짚어야 한다.

❸ 양팔을 옆으로 벌리고 손바닥은 위나 아래로 향하게 한다. 이 자세에서 긴장을 풀고 원하는 만큼 오랫동안 호흡하자!

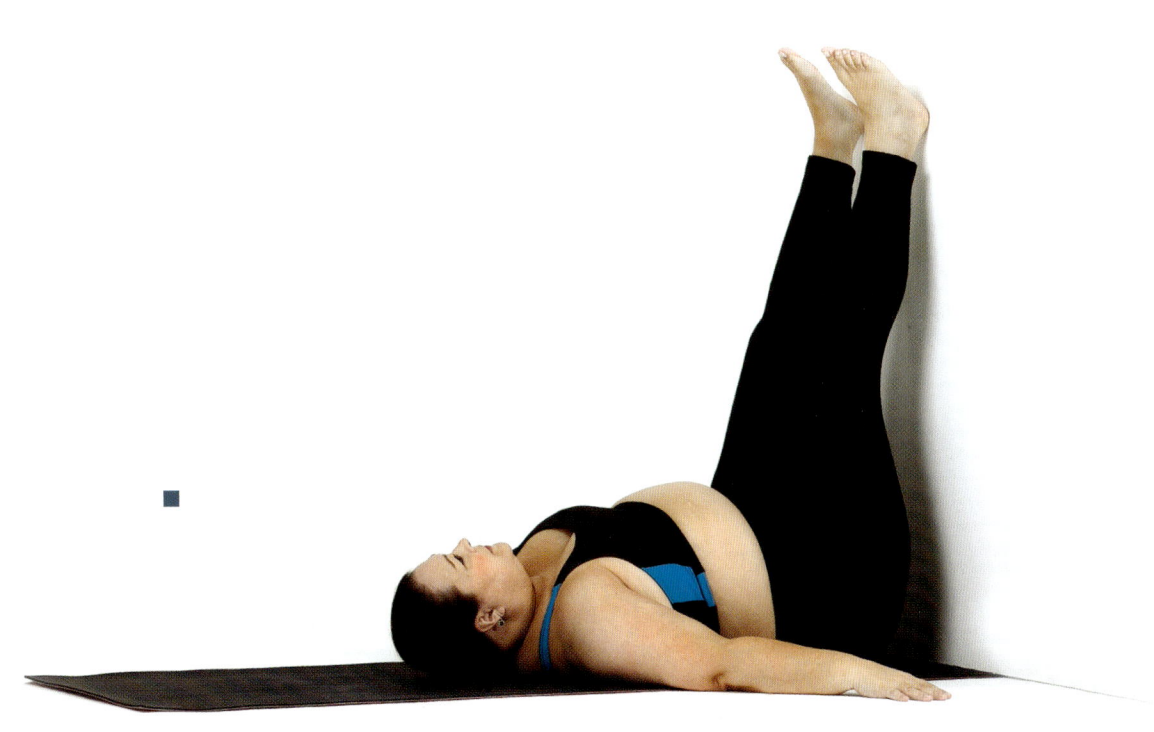

벽 물구나무서기

NOTE | 좀 더 강력한 인버전 자세로, 팔목이나 어깨에 부상이나 통증이 없는 경우에만 적합하다.

❶ 벽에서 다리 길이만큼 떨어진 곳에 벽을 등지고 선다.

❷ 몸을 앞으로 구부려 양손으로 어깨 아래의 바닥을 짚는다. 한쪽 다리를 뒤로 들어 발을 벽에 대고 세게 눌러서 지지대로 삼는다.

❸ 다른 쪽 발도 벽에 올리고 머리와 목에서 힘을 뺀다. 팔꿈치가 구부러지지 않으면서도 약간 부드럽게 휘어진 상태를 유지한다.

❹ 이 자세에서 숨을 3~7번 쉰 뒤, 한쪽 발을 조심스럽게 바닥에 내리고 이어서 다른 발까지 내려놓은 다음 똑바로 일어선 자세로 돌아간다.

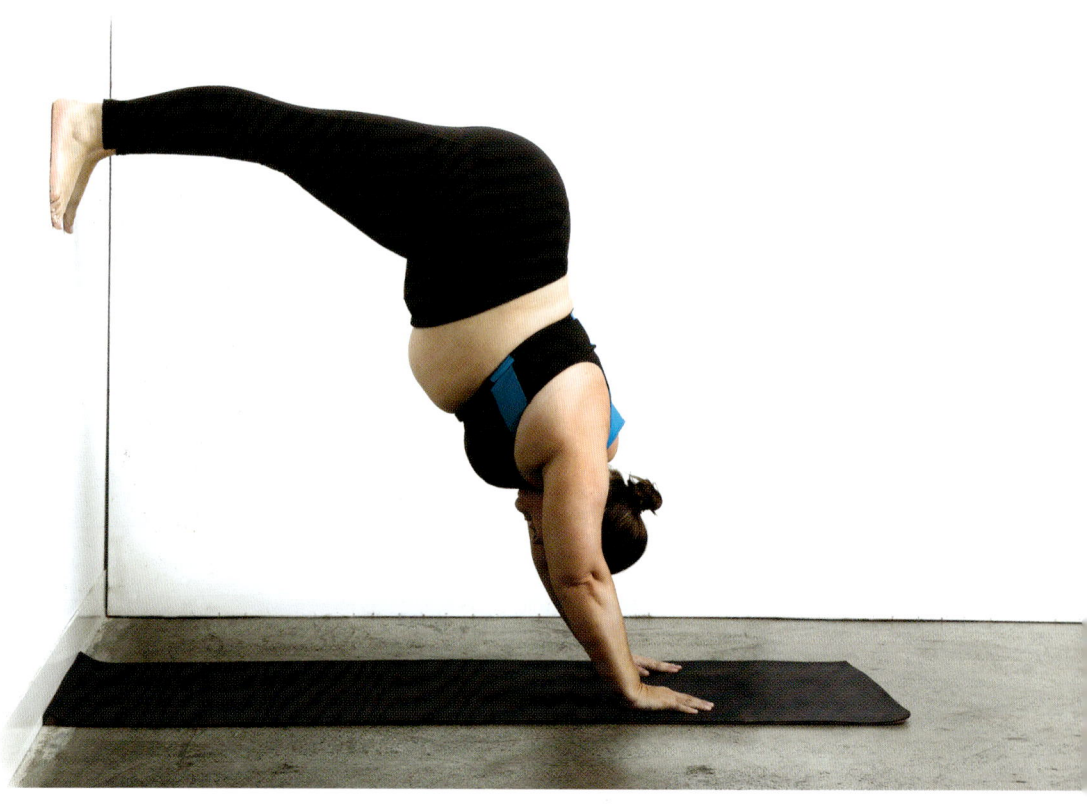

Section 9

회복 자세

회복 자세는 스트레스를 받거나 불안하거나 긴장을 풀고 잠을 자야 할 때 주로 하는 동작들이다. 이 자세를 하면 기분이 아주 좋아지고 우리 마음에 자양분이 되어 준다. 이 자세들을 한꺼번에 해도 되고 한 번에 하나씩만 해도 된다(신경을 가라앉히기 위해 정규 수련 과정에 하나씩 포함시키는 등). 회복 요가는 우리의 바쁜 삶 속에서 해독제 구실을 해준다. 삶에 지쳐 부드럽고 평온한 휴식이 필요할 때 의지할 수 있는 방법이다. 어쩌면 내가 가장 좋아하는 시간일지도 모르겠다!

지속 시간

이 동작들은 원하는 만큼 오래 지속해도 된다! 여기에서 소개하는 연습은 여러분이 원할 경우 순서대로 진행할 수 있도록 구성되었으며, 각 동작을 7~10분씩 유지할 경우 약 1시간의 회복 요가 과정이 완성된다. 직접 해보기 바란다! 어쩌면 앞으로 다른 종류의 연습은 안 하고 계속 회복 요가만 하게 될지도 모른다!

소품

주변을 정리해서 따뜻하고 편안한 분위기를 조성한다. 더운 날에는 담요 대신 너무 숨이 막히지 않으면서 몸을 폭 감싸는 느낌이 드는 사롱(sarong 말레이시아, 인도네시아 등지에서 허리에 둘러 입는 천)을 사용할 때도 있다. 또 아이필로우를 사용하는 걸 정말 좋아한다. 아이필로우를 사용하면 미주신경에도 약간 압박을 가해져서 몸이 더 긴장을 풀도록 신호를 보낸다. 내 아이필로우에는 라벤더와 아마씨가 들어 있는데, 이 아이필로우를 하고 누우면 정말 기분이 좋다!

자꾸 이런저런 딴생각이 드는데 어떻게 해야 하나?

우리 마음은 항상 생각하고, 걱정하고, 이야기하고, 논평하고, 비판하기 위해 존재하는 것이다. 회복 자세를 취하면 우리 몸이 고요하게 휴식을 취하게 되므로 마음의 움직임이 더 두드러지게 마련이다. 우선 자기 연민을 실천해보자. 고요한 상태에서 자신과 자신의 몸을 절절히 느껴본 적이 없다면 처음에는 상당히 힘들 수도 있다.

우선 '오늘 내게 필요한 건 무엇인지' 살펴보고 지금 자신이 처한 상태(정신적으로나 육체적으로나)를 존중해야 한다. 어쩌면 오늘은 그냥 마음이 이리저리 방황하도록 놔둬야 할 수도 있다. 아니면 호흡에 주의를 기울이는 것도 한 가지 방법이다.('지금 숨을 들이쉬고 있다, 내쉬고 있다'고 되뇌면서 자기 호흡의 오르내림을 주시할 수 있다.)

회복 요가와 정신 건강

정식으로 훈련받은 공인 심리 치료사인 나는 요가가 우리의 정신 건강과 치유를 돕는 핵심 도구가 될 수 있다는 걸 잘 알고 있다. 이런 견해를 뒷받침하는 연구가 갈수록 많이 등장하고 있으며, 특히 회복 요가와 관련된 내용이 많다(자세한 정보는 보 포브스(Bo Forbes)의 책 『감정 다스리기를 위한 요가(Yoga for Emotional Balance)』 참조).

우리는 고요한 이 연습 속에서 자기 몸으로 돌아와 그곳의 풍경을 잘 이해하게 된다. 하지만 여기에는 저조한 기분이나 불안감, 신체 이미지에 대한 걱정도 포함되어 있을 수 있는데, 때로는 이런 기분이 우리를 압도하기도 한다. 이런 상황일 때는 전문가에게 도움을 청하고, 부정적인 기분에 압도당하지 않도록 이런 '기분'에 대한 고민을 감정의 가장자리로 밀어내는 게 좋다. 좀 더 자기 '내면에 몰입'하면서 이 강렬한 감정을 받아들이고 인정하는 법을 배우는 게 치료의 핵심이며, 이 연습은 대부분의 사람들에게 적합하다.

자신의 기분을 자각하는 건 바람직한 일이다. 자기가 미처 예상하지 못한 감각이나 감정, 사건이 발생할 경우 그게 강력하고 긍정적인 영향을 미칠 수 있다. 내 요가 수업 시간에 정적인 자세를 취하고 있던 사람들이 눈물을 흘리는 모습을 자주 보는데, 그건 정말 괜찮은 일이다! (그런 모습을 보면 남몰래 손에 티슈를 쥐어준다.)

자신의 감정에 주목하면서 그게 다른 생각과 감정처럼 그냥 스쳐 지나가리라는 걸 알고 있기만 하면 된다. 때로는 불가능해 보이기도 하지만, 요가 매트는 치유와 감정 처리가 이루어지는 장소다. 때로는 요가 연습을 하는 순간이 느긋한 기분으로 자기 내면에 손을 뻗어, 자기가 머리로만 사는 게 아니라 몸으로 온갖 경험을 하면서 살아간다는 사실을 진정으로 깨닫는 유일한 시간일 수도 있다.

여왕 자세

❶ 매트 위에 앉아서 볼스터(혹은 소파 쿠션) 2개를 가져와 하나는 매트 위쪽에 가로로 놓고 다른 하나는 그 위에 세로로 겹쳐놓는다(거의 'T'자 모양이 되도록).

❷ 척추 아랫부분이 볼스터 끄트머리에 닿도록 자세를 조정하고 다리를 앞으로 쭉 뻗는다.

❸ 볼스터 위에 몸을 눕히고 담요를 덮거나 아이필로우를 착용한 뒤(또는 아무것도 안 해도 된다!) 다리를 어떤 자세로 할지 정한다.

❹ 허리가 불편한 경우에는 계속 무릎을 구부려서 양발을 바닥에 대고 있는 게 좋다. 아니면 양쪽 발바닥을 맞대거나(사진처럼) 책상다리를 할 수도 있다(양다리가 서로 다른 방향으로 반쯤 교차해야 한다).

❺ 이제 그냥 긴장을 풀기만 하면 된다! 손바닥은 위나 아래를 향하게 하고, 이 자세로 3~10분 정도 부드럽게 호흡한다.

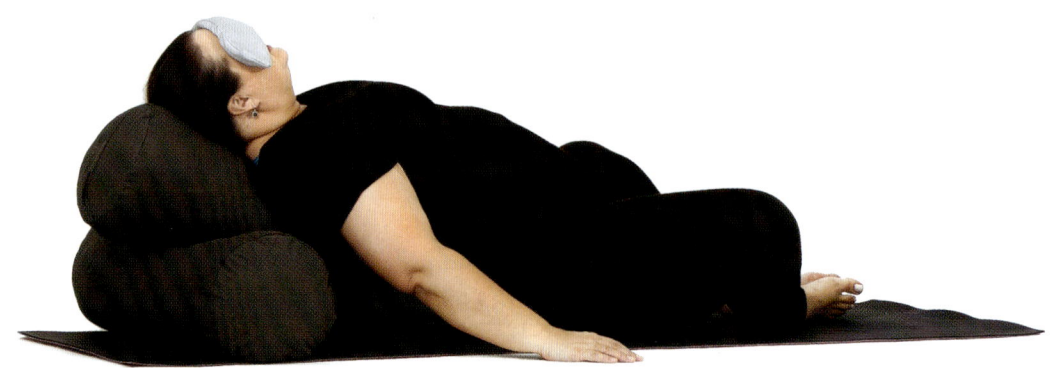

회복을 위한 아기 자세

❶ 매트에 앉아 '여왕 자세'와 비슷한 방식으로 볼스터를 배치하는데, 이번에는 볼스터를 향해서 앉는다.

❷ 볼스터의 한쪽 끝을 골반 아래에 깐다.(아니면 아랫배 위에 올려도 된다. 이는 여러분의 몸통 길이에 따라 달라진다.)

❸ 볼스터 위로 천천히 몸을 숙이면서 양팔로 매트 위쪽에 가로놓인 볼스터 앞부분을 감싸 안고, 머리와 몸통을 볼스터에 올리고 완전히 기댄다.

❹ 무릎 위치를 조정해서 양 무릎이 매트 너비만큼 벌어지게 한다. 이때 무릎 아래에 담요를 받쳐도 된다.

❺ 나는 어깨에 담요를 덮는 걸 좋아하지만(사진처럼) 여러분은 천으로 몸을 감싸든 감싸지 않든 원하는 대로 하면 된다.

❻ 그런 다음 숨을 내쉰다! 이 자세로 3~10분 정도 부드럽게 호흡한다.

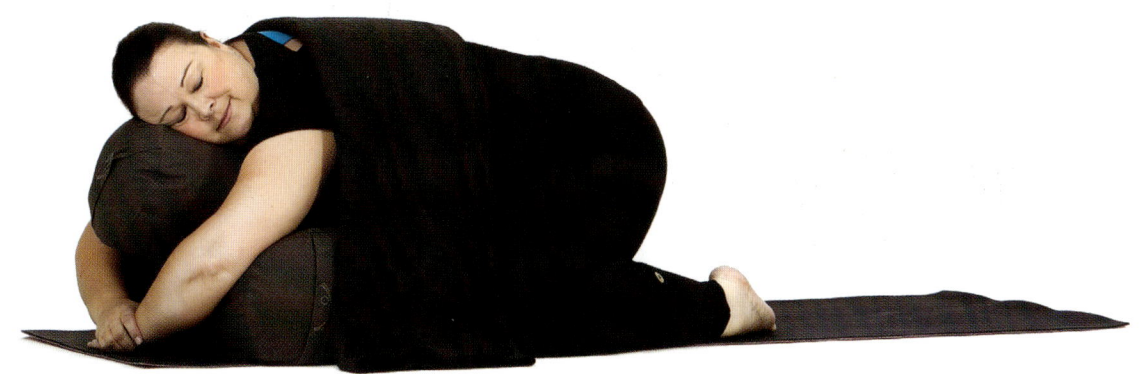

스톤헨지

❶ 매트 위에 앉아서 요가 블록 2개(또는 비슷한 크기의 책 2권)와 볼스터 하나로 구조물을 만든다.

❷ 엉덩이 너비 정도 되는 요가 블록을 매트 아래쪽에 놓고(세로로 배치하고 높이는 원하는 대로 한다) 요가 블록 위에 볼스터를 올린다. 전체적인 모양이 작은 스톤헨지 구조물처럼 보일 것이다!

❸ 그런 다음 엉덩이를 볼스터 쪽으로 밀고 무릎은 매트 옆쪽을 향하게 한다. 몸을 부드럽게 바닥에 눕히고 다리를 들어 '스톤헨지'에 올린 다음 엉덩이 너비로 벌린다.

❹ 아이필로우를 사용하거나 담요를 덮는 등 마음에 드는 방법을 활용하고, 손바닥은 위나 아래 어느 쪽을 향해도 무방하다.

❺ 이 자세를 즐기면서 3~10분 정도 조용히 호흡한다.

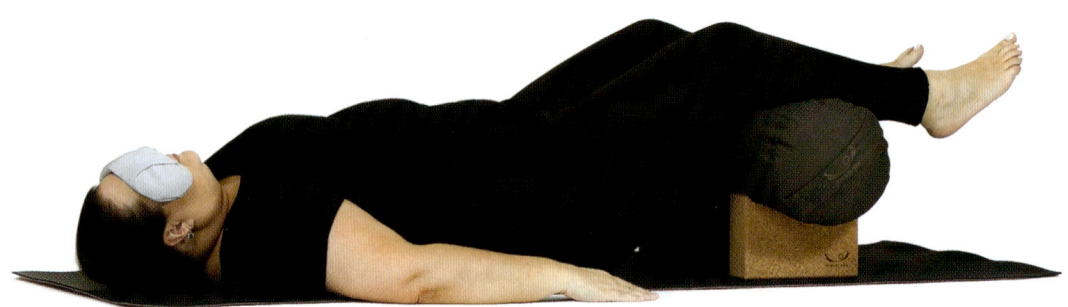

회복을 위한 다리 자세

❶ 이 기분 좋은 후굴 자세를 위해서는 볼스터가 하나만 있으면 된다. 볼스터를 매트 위에 세로로 놓고(가운데쯤에) 볼스터 끄트머리에 앉아 무릎을 엉덩이 너비 정도로 벌려서 구부린다.

❷ 볼스터 위에 천천히 몸을 눕히면서 머리와 어깨가 매트에 닿게 한다. 여러분의 운동 범위에 따라 자세가 달라지므로 머리만 바닥에 놓는 자세가 더 편해 보이면 그것도 실험해 봐도 되는데, 목을 항상 조심해야 한다. 목 아래에 담요를 한 장 더 까는 게 나을 수도 있다.

❸ 이 자세에서 손바닥을 위로 향한 채 3~7분 정도 부드럽게 호흡한다.

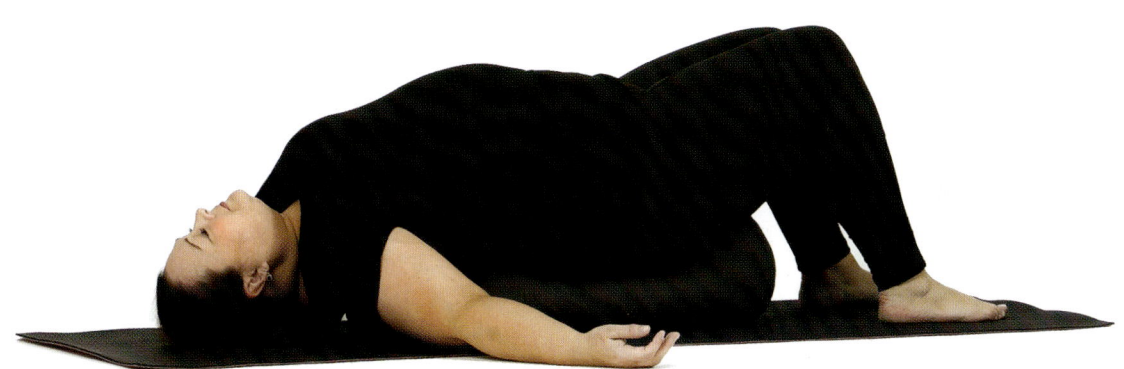

벽에 발 올리기 자세

❶ 바닥에 앉아 몸을 최대한 벽 가까이 붙이고(시선은 벽을 향한 채) 무릎을 구부린다. 이때 볼스터를 근처에 둔다.

❷ 팔꿈치를 바닥에 대고 부드럽게 몸을 눕히면서 몸통은 편안하게 바닥에 눕고 다리는 벽에 올린다.

❸ 무릎을 구부리고, 이 자세에서 담요를 덮고 싶다면 뒤꿈치 아래에 담요를 끼우면 된다.

❹ 발을 벽으로 밀면서 엉덩이를 최대한 높이 들어 올리고, 볼스터를 엉덩이 아래에 깐다. 볼스터는 벽과 딱 붙게 놓거나 3~5센티미터쯤 떨어진 곳에 놓는다.

❺ 엉덩이를 내려 볼스터 위에 올린 다음 다리를 곧게 뻗는다.

❻ 뒤꿈치를 엉덩이 너비만큼 벌려 벽에 올리고 양손은 바닥에 두는데 손바닥은 위나 아래 어느 쪽을 향하든 상관없다.

❼ 나는 이 자세를 하면서 아이필로우를 착용하는 걸 좋아한다. 3~10분 동안 부드럽게 호흡한다.

항복 자세

❶ 우선 담요를 어깨 너비 정도로 접고 4분의 1 정도만 돌돌 만 다음 나머지는 여러분 몸에서 먼 쪽으로 펼쳐 목을 자유롭게 움직일 수 있도록 한다(다른 회복 자세에서도 이 방법을 사용할 수 있다). 이걸 매트 끝부분에 놓는다.

❷ 무릎 아래에 볼스터를 깔고 몸 위에 담요를 덮은 뒤, 목 아래에 돌돌 만 담요를 받치고 등을 대고 눕는다.

❸ 발이 양옆으로 살짝 벌어지게 하고 양팔은 몸에서 편안한 거리에 두는데, 손바닥은 위나 아래 어느 쪽을 향하든 상관없다.

❹ 원할 경우 아이필로우를 하고 155페이지의 명상을 시작하거나, 모든 걸 편안하게 내려놓는 이 마지막 자세를 즐기면서 7~10분 동안 조용히 누워서 시간을 보낸다.

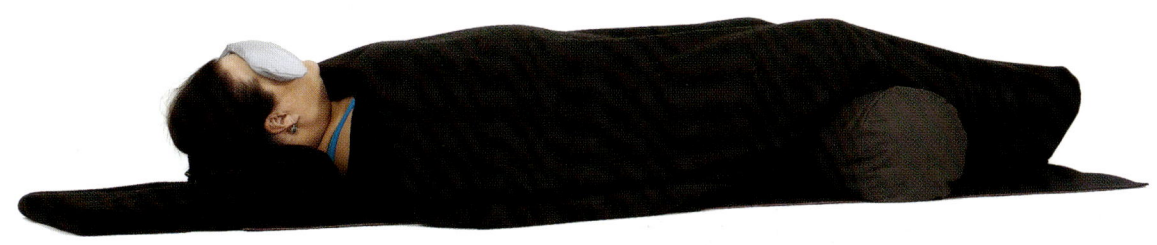

PART 3
팻 요의 완성

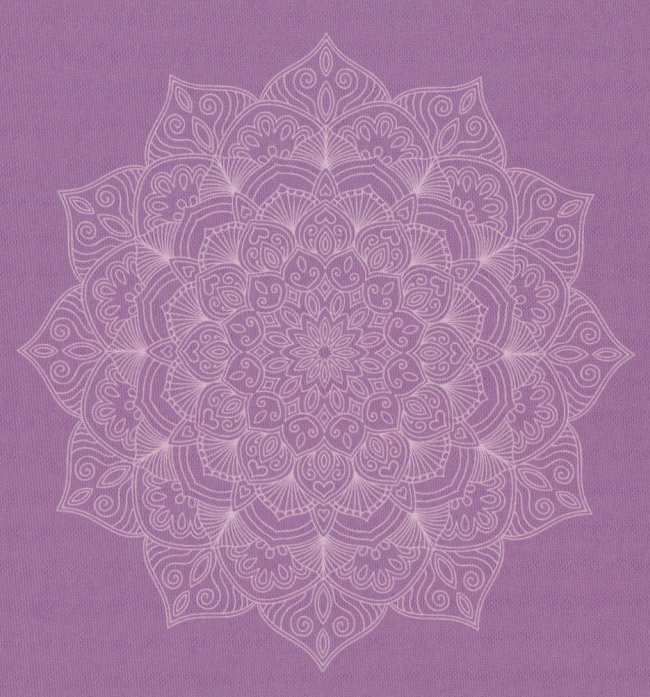

정신 집중과 명상

나는 언제나 똑같은 방식으로 수업을 시작한다. 마음챙김과 자기 연민, '정신 집중' 연습을 이용해 나와 학생들이 요가 수련을 최대한 활용할 수 있도록 준비하는 것이다. 내가 준비운동을 시작하기 전에 평소 말하는 내용을 아래에 적어뒀는데, 약 5분 정도 소요된다.

정신 집중 명상

누워서 시작할 테니 가장 안락하게 누운 자세를 취하세요. 눕는 게 불가능한 상황이라면 그냥 앉아 있어도 괜찮습니다. 떠받쳐지고 있다는 느낌을 바라면 무릎 아래에 볼스터를 받치고 목 아래에도 뭔가를 받칩니다. 눈은 감아도 되고 뜨고 있어도 됩니다.

'한숨처럼 깊은 숨'을 세 번 쉬면서 긴장을 풉니다. 코를 통해 깊게 숨을 들이쉬었다가 입술 사이로 내뱉으세요. 평온한 감각을 들이마시고 걱정이나 스트레스를 내뱉는다고 상상해도 됩니다.

이제 자신이 여기 이 자리에 있다는 사실에 주목하세요. 자신의 활력 수준이나 몸으로 느껴지는 정서적인 분위기에 대해 생각해도 됩니다. 연습 과정을 조절해서 이런 사항도 고려할 수 있게 해야 합니다.

잠시 멈추고 정신을 집중해 바닥에 떠받쳐지는 몸의 느낌이 어떤지 살피고, 공기 온도를 느끼고, 주변에 떠도는 냄새나 소리에 주의를 기울이고, 자기 몸의 앞부분이 부드럽게 오르락내리락하는 모습을 주시하십시오.

자기가 시간을 내서 스스로를 위한 여유를 만들어 오늘 이 매트 위에 앉았다는 사실을 인정하세요. 이건 자신을 돌보기 위한 행동이고 이 연습을 하려는 의도를 스스로에게 증명하려는 것일지도 모릅니다. 아무 생각도 떠오르지 않을 때는 이 말을 이용해 보세요. "나는 있는 그대로의 내 몸을 인정한다. 단 한 순간, 혹은 한두 번 숨 쉬는 동안만이라도."

자기 몸을 느끼면서 다음의 다섯 가지 부분에 대해 생각해 봅시다. 왼쪽 뒤꿈치와 오른쪽 뒤꿈치, 왼쪽 손바닥과 오른쪽 손바닥, 그곳에서 느껴지는 모든 감각, 그리고 마지막으로 바닥에 놓인 머리 뒷부분까지.

이 연습을 할 때는 우리가 자기 몸을 존중한다는 걸 기억하세요. 자신의 동작 범위를 알고 그걸 존중해야 합니다. 억지로 움직이거나 긴장하지 않으면 고통도 느끼지 않을 겁니다. 어떤 동작이 자신에게 적합하지 않다면 바꿀 방법을 찾아보거나 그 동작을 피해야 합니다.

연습에 들어가기 전에 요가 호흡을 몇 가지 해봅시다.

먼저 폐 바닥까지 공기가 닿을 정도로 깊이 숨을 들이쉬었다가(이렇게 하면 배가 볼록하게 튀어나옴) 그 다음에는 폐 중간(측면 갈비뼈가 바깥쪽과 위쪽으로 팽창), 그리고 마지막으로 폐 상부(어깨와 쇄골이 약간 위로 움직임)를 목표로 숨을 들이쉽니다.

숨을 내쉬기 전에 잠깐 멈추세요. 폐 상부, 폐 중부, 폐 하부…….

이 깊고 느리고 위로하는 느낌의 호흡을 몇 차례 반복하다가 자기 몸의 자연스러운 호흡 리듬으로 돌아갑니다.

• 이 내용을 자기 목소리로 녹음해서 듣는 것도 좋다.

사바아사나 명상

사바아사나는 항복 자세를 뜻합니다. 의식적으로 모든 걸 내려놓고 휴식을 취할 수 있는 공간을 찾아 바닥에 몸을 맡기고, 어쩌면 생각하는 마음까지 내맡기거나 생각의 속도를 늦추는 것일 수 있습니다.

지금 자기 몸이 어떤 자세를 취하고 있고 오늘 어떤 기분을 느끼는지 의식하세요. 다리와 발을 부드럽게 옆으로 늘어뜨리세요. 팔은 몸에서 편안한 거리에 두고 손바닥은 위를 향하게 하세요. 긴장되거나 불편한 부분이 없는지 확인하고 준비가 되면 눈을 감으세요(눈을 감는 게 더 기분이 좋은 경우에만).

코를 통해 깊게 숨을 들이쉬고 내쉬면서 잠시 호흡에 집중하다가 호흡이 안정되면 천천히 자연스러운 리듬을 타게 합니다. 콧구멍을 통해 들어오는 공기가 얼마나 신선한지 느껴보고 그 공기가 다시 코로 빠져나갈 때의 온도에 주목하세요. 그리고 몸이 자연스러운 호흡 리듬을 타면 더 이상 호흡에 집중하지 않아도 됩니다.

여기 누워 있는 동안에는 다른 데 신경 쓸 필요가 없습니다. 지금은 모든 긴장을 풀어야 하는 시간입니다. 자신의 내면세계로 들어가 심장박동과 호흡이 서서히 느려지기 시작하는 걸 지켜보세요.

우리 마음이 계속 이리저리 움직이는 건 정상적이고 자연스러운 일이라는 걸 기억하세요. 때로는 갑작스럽게 어떤 생각이 떠올라 연습에 집중하지 못하게 방해하면서 우리를 과거나 미래로 데려가는 경우도 있지만, 그것도 정상입니다. 우리 마음은 원래 그런 식으로 작동하도록 되어 있습니다. 그러니 스스로를 비난하거나 평가하지 말고 그냥 자기 마음의 움직임에 감사하면서, 그것이 멋진 사바아사나 수련이나 호흡 또는 바닥에 누운 몸의 감각으로 돌아오게 하세요.

몸 전체를 돌아다녀 봅시다. 먼저 발부터 시작해야 하니 발에 정신을 집중하세요. 바닥이 발을 떠받치고 있습니다. 따뜻하면서도 무거운 느낌이 들죠. 발의 긴장을 푸세요. 이번에는 발목과 종아리 부분의 긴장이 풀려 부드러워지는 걸 느껴보세요. 무릎 아래에 있는 작은 공간에 주목하세요. 무릎에서 힘을 빼고 이제 관심을 허벅지 윗면과 아랫면으로 옮깁니다. 바닥이 부드럽고 따뜻하게 다리를 감싸 안게 하세요. 골반의 긴장이 풀리면서 엉덩이가 바닥으로 가라앉는 느낌에 관심을 기울이세요. 긴장된 부분이 하나도 없이 부드럽고 따스하게 떠받쳐주고 있습니다. 허리가 편안하고 부드러워지면서 바닥으로 녹아들고 있습니다. 이제 자신의 배로 관심을 돌려 호흡에 따라 배가 부드럽게 부풀어 오르는 걸 느껴보세요. 등과 어깨가 바닥으로 가라앉으면서 부드럽고 따뜻하게 떠받쳐지고 있습니다. 이제 완전히 긴장을 푼 머리 쪽으로 갑시다. 얼굴과 턱도 편안하고, 완전히 힘을 뺀 치아는 약간 벌어져 있습니다. 몸 전체가 편안해져서 차분하고 부드럽게 녹아내리는, 완전히 이완된 상태입니다. 바닥에 온몸을 맡기고 마음까지 넓어져서 떠오르는 생각들이 함께 부드럽게 움직이도록 하세요. 마음이 분주한 건 정상이니까 이 시간을 뭔가 다른 것이 우리 안에 펼쳐질 수 있는 기회로 삼으세요. 번잡한 생각들이 서서히 줄어들면서 마음이 더 넓어지고 차분해져야 합니다.

이 상태에서 몇 분간 조용히 침묵을 지킵니다. 차분하게 자기 내면을 향하면서 긴장을 풀고 의식적으로 신경계를 쉬게 하는, 이런 시간을 갖는 건 멋진 일입니다.

……

이제 자기 목소리로 관심을 돌리고 천천히 마음을 움직여서 이런 긴장 완화가 오늘 자신에게 어떤 영향을 미쳤는지 살펴보세요. 우리가 사는 하루하루는 모두 다른데, 때로는 모든 걸 내려놓는 게 평소보다 쉬운 날도 있습니다.

부드럽게 바깥에서 들려오는 소리에 귀를 기울이고 몸을 덮은 담요의 감촉을 느끼고 주위 공기의 온도도 느껴보세요.

준비가 됐다고 생각되면 보다 많은 인식을 활성화해서 깊은 휴식을 취하고 있는 자신을 친절하고 상냥하게 깨울 수 있습니다.

천천히 몸 안으로 들어왔다가 나가는 자신의 호흡, 그 리듬에 주목하세요. 호흡을 약간 더 깊게 해서 몸속에 더 많은 산소를 공급하고 싶을 수도 있습니다. 천천히, 부드럽게, 자신만의 시간을 누리세요.

발가락과 손가락을 움직이면서 어떤 느낌이 드는지 살펴보세요.

자신의 페이스에 맞춰 다리를 가볍게 스트레칭하면서 쭉 뻗은 다음 팔도 똑같이 해보세요. 편안한 느낌이 들면 아침에 일어날 때처럼 온몸을 스트레칭합니다. 양손을 머리 위로 뻗고 온몸을 쭉 펴보세요.

눈을 뜨고 실내의 빛에 적응하세요. 아무 말 없이 오른쪽으로 천천히 몸을 굴려 잠시 기다렸다가 부드럽게 몸을 일으켜서 앉은 자세를 취합니다. 시간을 들여 천천히 하세요. 서두를 필요 없습니다.

• 이 내용을 자기 목소리로 녹음해서 듣는 것도 좋다.

호흡 연습

학생들에게 자기만의 호흡 속도를 찾도록 격려하면서, 항상 수업 중에 몇 가지 호흡(프라나야마) 연습을 포함시킨다. 일상적으로 활용하기에도 매우 좋은 기술이다. 나도 날마다 요가 매트에 앉는 건 아니지만, 하루에 단 1, 2분이라도 프라나야마 연습을 하지 않고 넘어가는 날은 없다.

'프라나'는 산스크리트어로 '생명력' 또는 '에너지'를 뜻하며(이는 매우 개략적으로 해석한 것으로, 실은 요가 철학의 복잡한 개념이다) 이를 실제로 수련하는 걸 프라나야마라고 한다. 여기에서는 내가 좋아하는 수련법을 몇 가지만 소개할 예정인데, 4,000년 전부터 이어져 내려온 이 전통적인 수련법을 깊이 연구해보면 수백 가지가 넘는 방법이 존재한다.

요가 호흡법

편안하게 앉거나 누워서 전신의 긴장을 푼다. 숨이 몸의 각 부분으로 어떻게 전달되는지 느끼기 위해 처음에는 누워서 이 호흡법을 배우는 게 좋다. 가능하면 코를 통해 숨을 들이

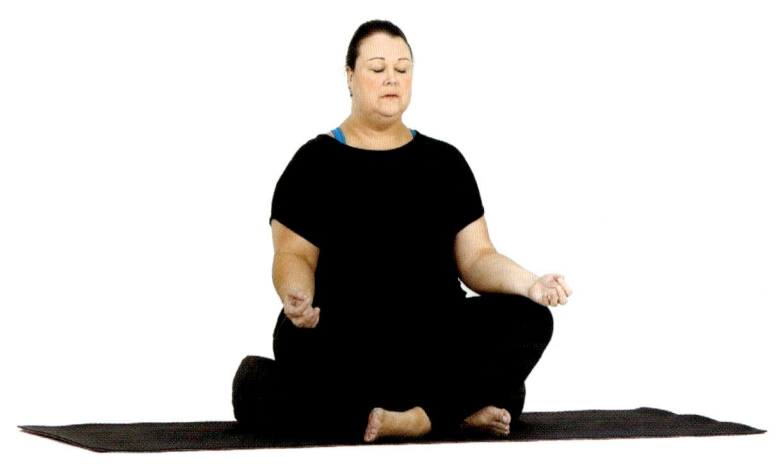

쉬고 내쉬어야 하는데, 그래야만 모든 것이 평온하고 편안하다는 신호를 우리 몸에 전달할 수 있기 때문이다.

먼저 폐 바닥까지 공기가 닿도록 깊게 숨을 들이쉬었다가(이렇게 하면 배가 볼록 튀어나옴) 그 다음에는 폐 중간까지(측면 갈비뼈가 바깥쪽과 위쪽으로 팽창), 그리고 마지막으로 폐 상부(어깨와 쇄골이 약간 위로 움직임)까지 공기가 닿도록 숨을 쉰다.

숨을 내쉬기 시작하기 전에 잠깐 멈춘다. 폐 상부, 폐 중간, 폐 하부…….

이 깊고 느리고 위로하는 듯한 호흡을 몇 차례 반복하다가 우리 몸의 자연스러운 호흡으로 돌아간다.

한숨 호흡

가장 편안한 자세로 앉아서 코를 통해 길고 깊게 숨을 들이쉬었다가 입을 통해 '한숨' 쉬듯이 긴장을 내뱉는다. 원하는 만큼 시끄럽게 소리를 내도 괜찮다.

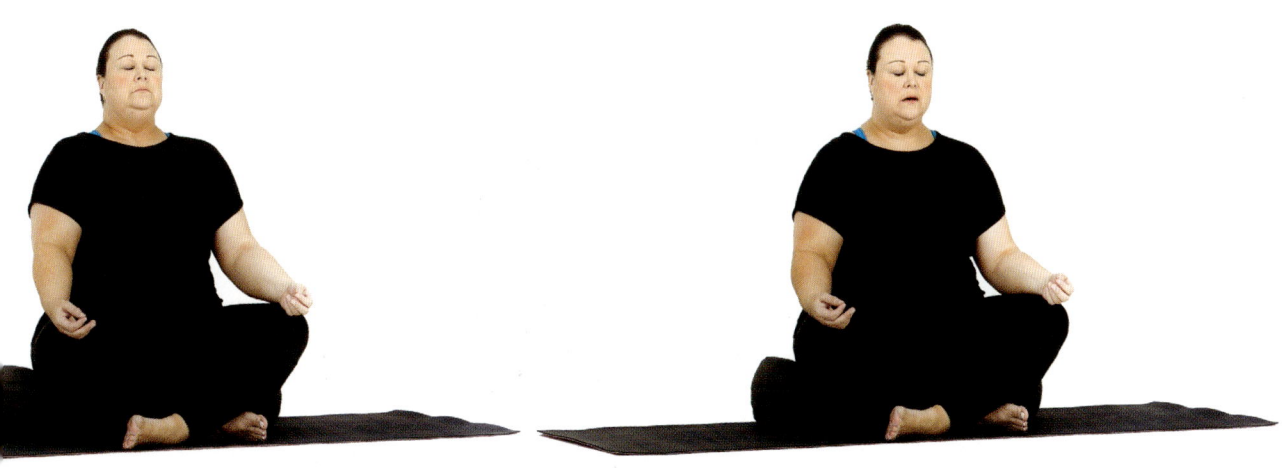

불안 호흡

앉거나 누운 자세에서 양손으로 부드럽게 주먹을 쥐고 시작한다. 천천히 깊게 숨을 들이쉬면서 호흡하는 속도에 맞춰 손가락을 펴고, 손가락과 손을 몸에서 멀리 뻗는다(손가락 전체를 강하게 펼친다). 길고 느리게 숨을 내쉬면서 손가락을 모아 다시 주먹을 쥐고 단단히 움켜쥔다.

이 호흡법의 경우, 깊고 고른 호흡뿐만 아니라 손을 펼쳤다가 꽉 움켜쥐는 동작도 불안을 해소하고 다른 일에 신경을 집중하는 데 도움이 된다. 공공장소에서 이 호흡법을 활용하고 싶다면 발가락을 이용해서 연습하면 된다! 그러면 아무도 모르게 할 수 있다!

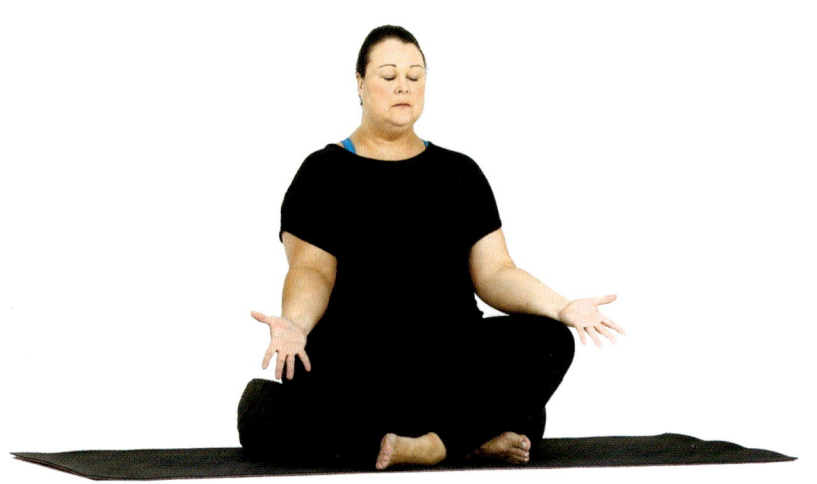

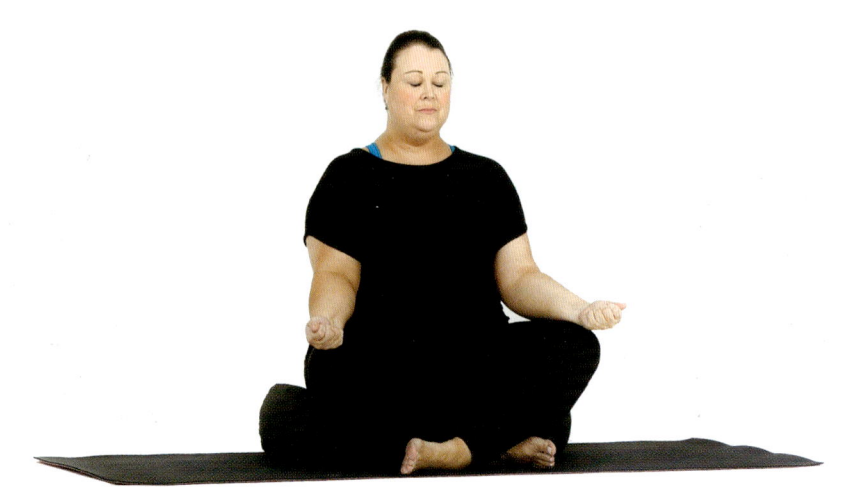

즐거운 호흡

뇌의 재미있는 특징 가운데 하나는, 진짜 미소와 가짜 미소를 구분하지 못해 가짜로 미소를 지어도 몸에 좋은 호르몬과 엔도르핀을 분비한다는 것이다.

이 호흡법은 에이미 와인트라우브(Amy Weintraub)가 고안한 방법을 응용한 것이다. 언제든 이용 가능하지만, 나는 주로 기분을 전환하고 싶거나 걱정스럽고 불안한 마음이 들 때 이 호흡법을 이용한다.

가장 편안한 자세로 앉아서 눈을 뜨거나 감는다. 코를 통해 길고 천천히 숨을 들이쉬고, 숨을 내쉴 때는 미소를 지으면서 턱을 가슴 쪽으로 당긴다. 숨을 들이쉴 때 다시 턱을 들면서 계속 반복하면 된다!

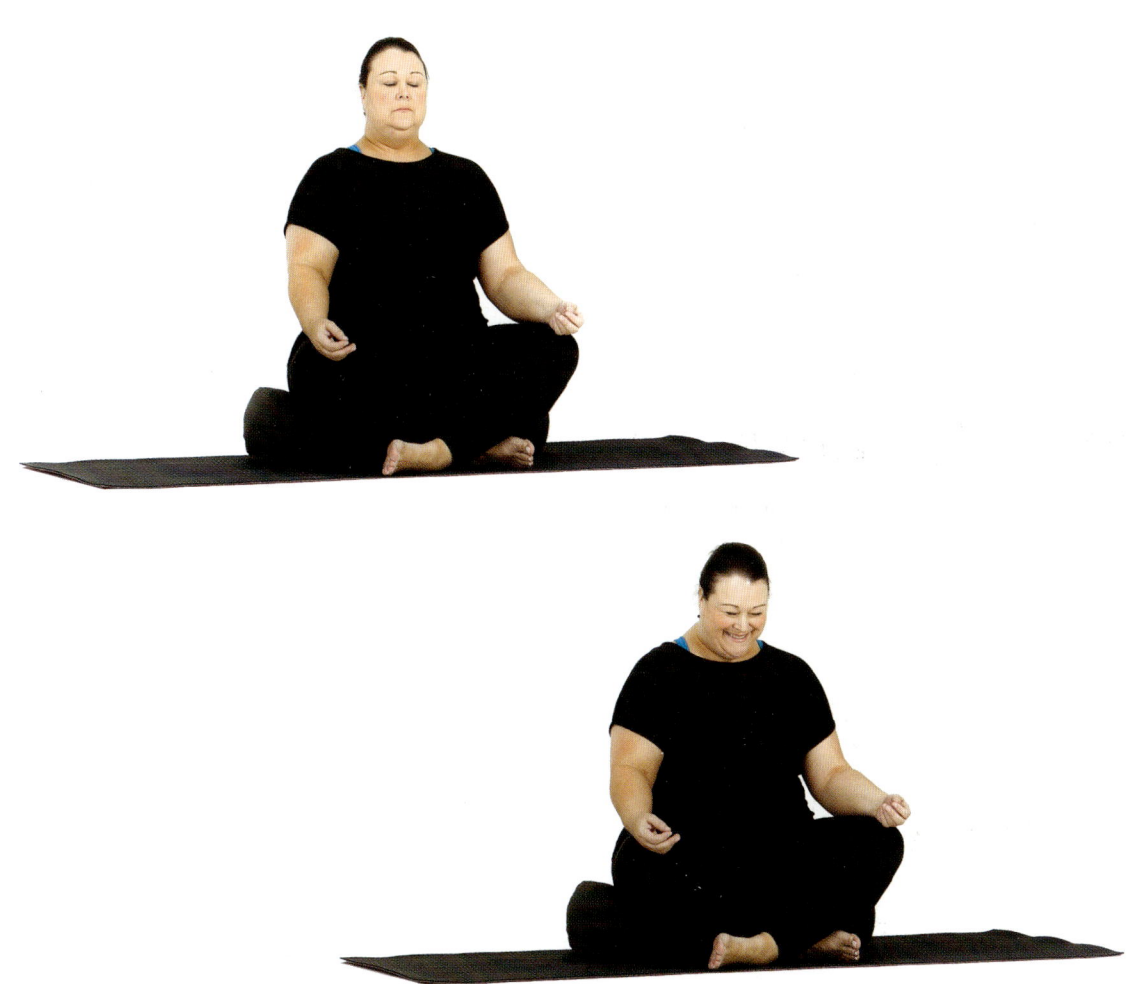

마음 열기 호흡법

나는 준비운동에 이 호흡법을 포함시키는 경우가 많은데(56페이지의 '앉아서 하는 태양예배 자세'를 마친 뒤에) 아침에 하는 호흡법으로는 최고다. 팔뚝을 몸 앞에서 마주대고 양손은 안잘리 무드라 자세로 맞댄다(서로 가볍게 밀착시키는 정도로). 숨을 들이쉬면서 천천히 팔을 뒤로 젖혀 어깨 높이를 유지하면서 가슴을 내밀고 견갑골을 등 가운데로 모으는데, 이때 손바닥은 바깥쪽을 향해야 한다. 숨을 내쉬면서 다시 팔뚝을 몸 앞에서 맞댄다. 원하는 횟수만큼 반복한다.

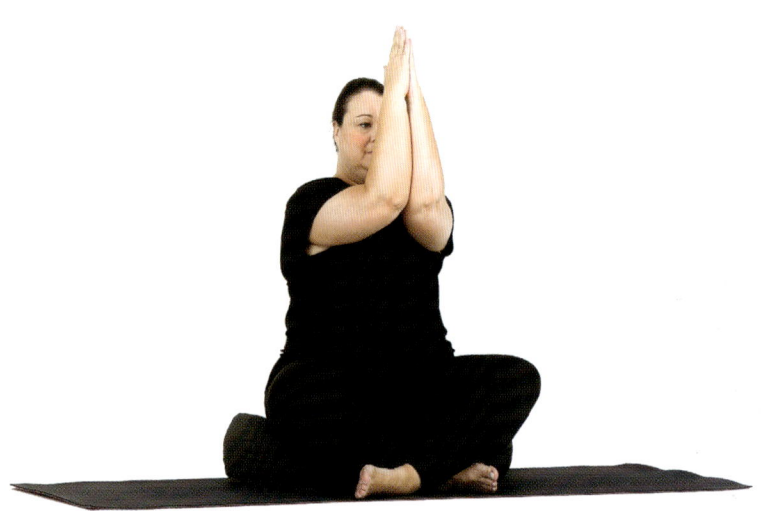

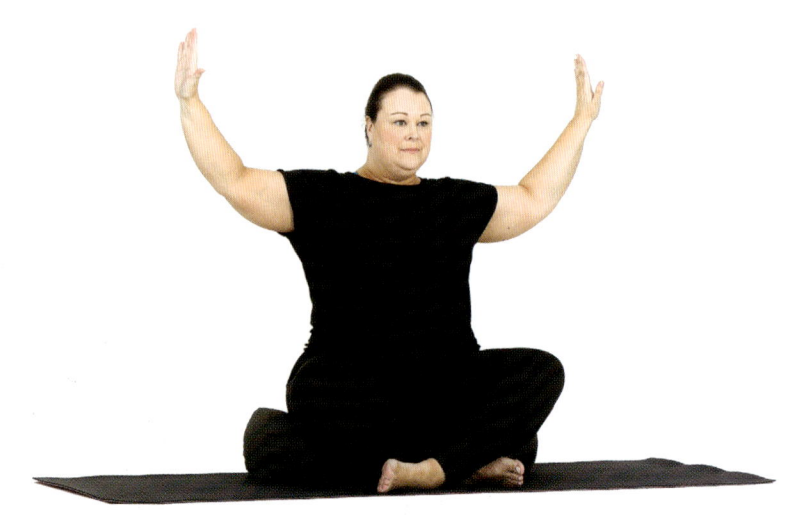

무드라

무드라(MUDRA)는 요가(및 동양의 여러 전통적인 지혜)에서 사용되는 상징적인 손동작 또는 '봉인'이다. 앉은 자세로 요가를 할 때도 '프라나', 즉 생명력을 봉인하기 위해 이런 손동작을 사용하는데 대개 프라나야마와 함께 한다.

무드라의 종류는 매우 다양하지만 여기에서는 내가 좋아해서 자주 가르치고 연습하는 몇 가지만 골라봤다. 지금 여러분이 바닥에 앉은 이유가 개와 놀아주기 위해서가 아니라 명상이나 요가 연습을 하기 위해서라는 걸 스스로에게 알려줘 마음을 차분하게 가라앉히는 효과가 있다!

기얀 무드라(Gyan Mudra)

편안하게 앉아 손을 무릎에 대고 손바닥은 위를 향하게 하면서 엄지와 검지를 가볍게 맞댄다. 앉아서 명상을 하거나 가벼운 프라나야마를 할 때 사용하는 무드라다. '지식의 무드라'라고도 한다.

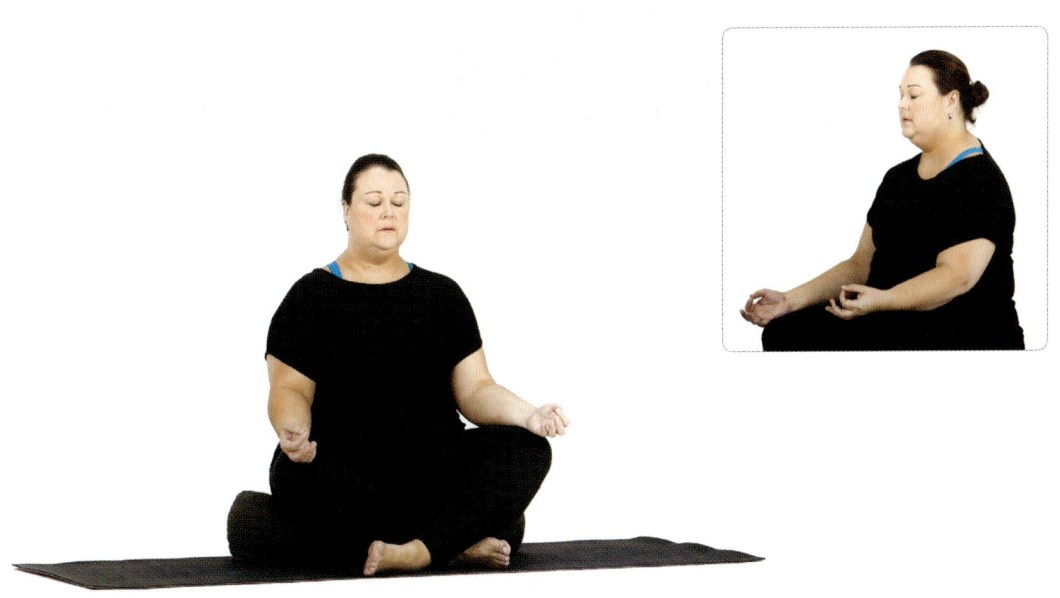

안잘리 무드라

　양손을 가슴 앞에 모으고 가슴 중심부에 닿은 엄지를 서로 가볍게 맞댄다. 이는 내가 요가 수업을 시작하거나 마칠 때 사용하는 무드라다. 이 동작은 요가 수련은 일종의 기도 또는 자신을 바치는 행위라는 걸 기억하기 위해서 하는 동작이라고 배웠다. 마음이 평화로워지고 어딘가에 뿌리를 내린 듯한 기분이 들며, 요가 연습을 위한 목표를 세울 때 사용하면 좋은 무드라다.

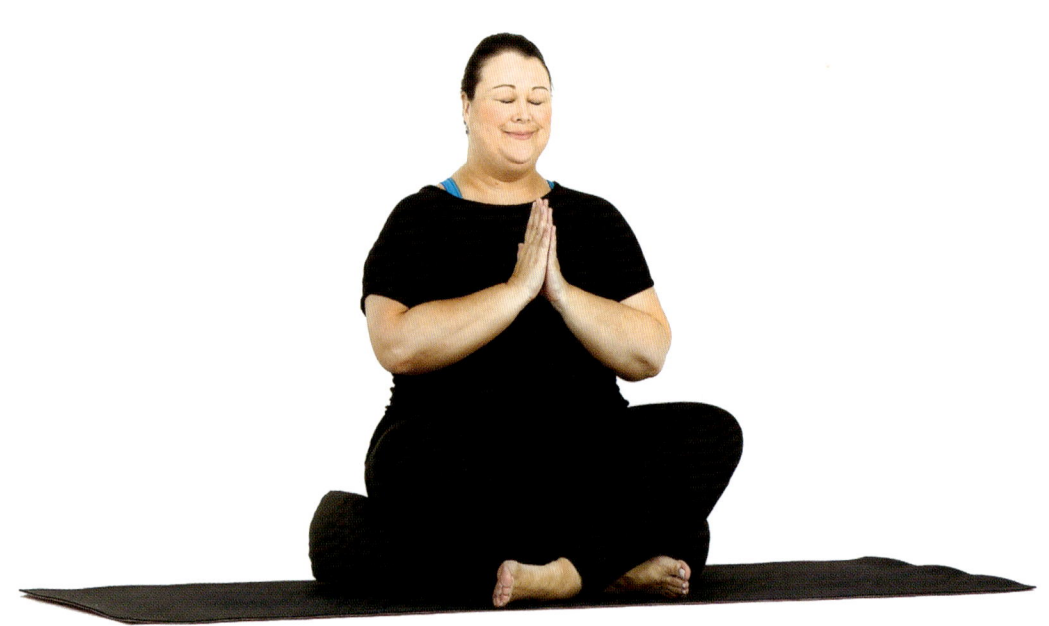

연꽃 무드라

몸 바로 앞에서 양손을 가슴 높이까지 올려 합장한다. 손바닥 아랫부분을 서로 맞대고 양손의 손가락을 가볍게 붙여서 그 사이에 작은 틈이 생기게 한다. 숨을 들이쉬면서 손가락 끝을 활짝 벌리고(엄지와 약지는 계속 맞붙은 채로 둔다) 숨을 내쉬면서 다시 처음 위치로 돌아간다.

불교에서 연꽃은 마음이 열리는 걸 의미한다. 연꽃은 수면 위에 피지만 그 뿌리는 진흙 속에 깊이 박혀 있기 때문에 연꽃은 진흙탕 속에서도 아름다움이 만개할 수 있음을 보여주는 상징이다. 나는 언제나 이 무드라에 깊은 매력을 느끼며, 연꽃이 새겨진 장신구를 자주 착용하기도 한다.

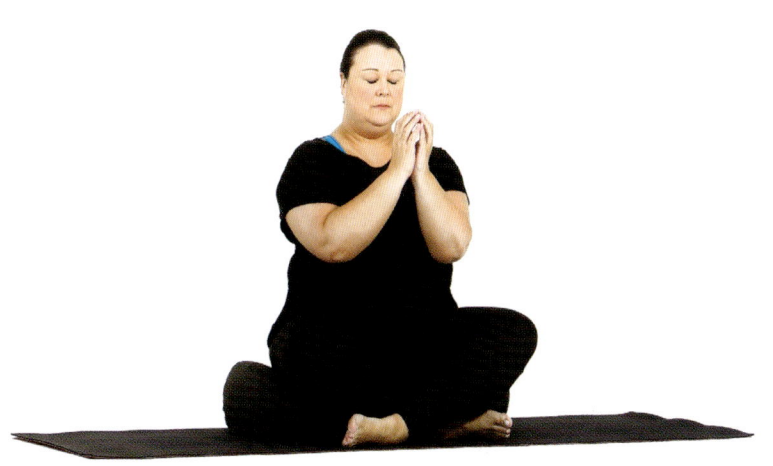

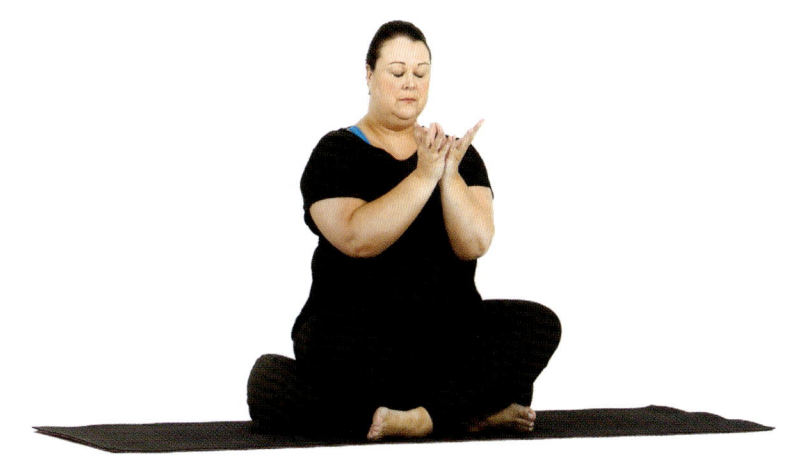

독수리 무드라

한쪽 손의 엄지를 다른 손 엄지 위에 올리고 나머지 손가락을 전부 날개처럼 펼친 다음 양손을 가슴에 올린다. 이건 자기 연민의 무드라다. 이 동작을 연습할 때마다 자신에게 사랑과 감사의 마음을 전한다. 견디기가 너무도 힘든 날에는 '나는 안전하다, 나는 사랑받는다. 나는 행복하다'라고 속으로 되풀이해서 말한다. 메타(Metta), 즉 자비 명상이다.

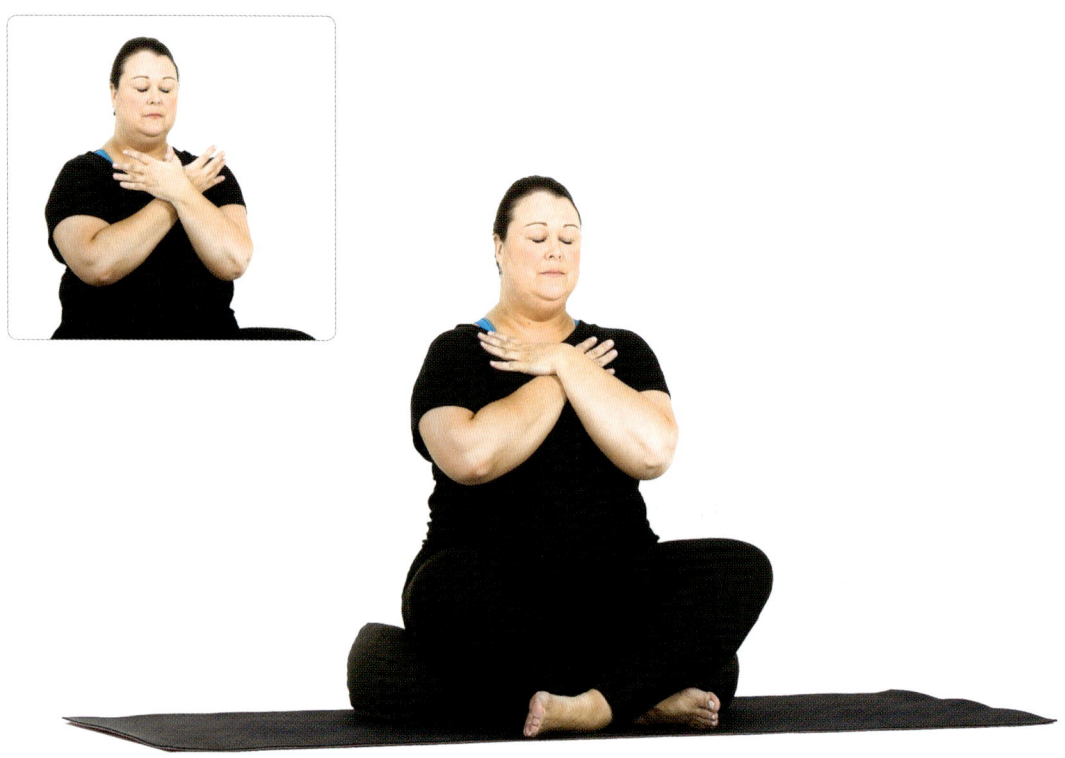

홈 트레이닝 프로그램

어떤 자세를 취하고 또 얼마나 오래 연습할지 결정하는 사람은 결국 여러분 자신이다! 연습 프로그램 구성에 도움이 될 만한 아이디어를 몇 가지 적어뒀는데, 연습하기 전에는 반드시 준비운동을 해야 한다.

자기만의 연습 과정을 구성할 때는 32페이지에 소개한 '아치 형' 구성을 이용하고, 준비운동을 마친 뒤 체위별로 분류된 각 그룹별 동작에서 적당한 자세를 몇 가지 고른다. 안전을 위해 다음과 같은 자세는 연습 후반부에 집어넣는 게 좋다.

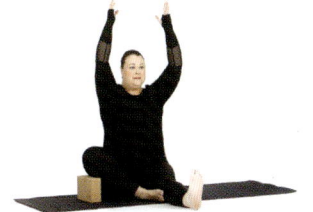 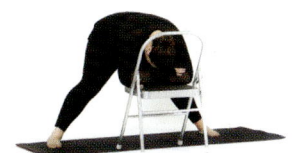

▶ 머리를 무릎으로 내리는 자세(82페이지) ▶ 다리 벌려 앞으로 구부리기(107~108페이지)

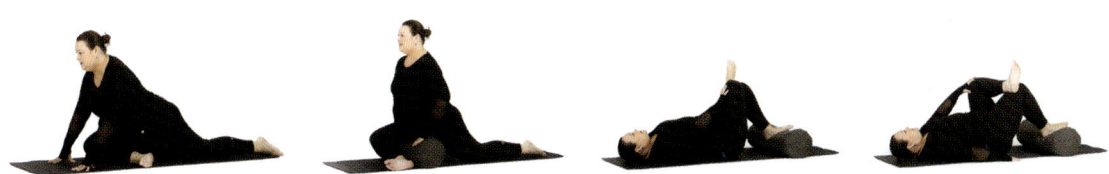

▶ 비둘기 자세(94~95페이지)

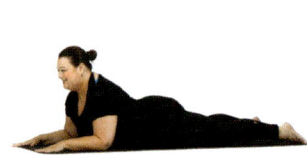 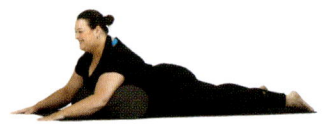 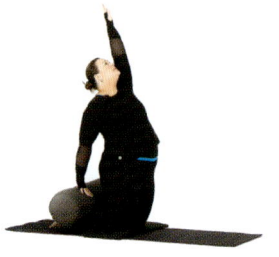

▶ 스핑크스 자세(135~136페이지)　　　　　　　　　　　　▶ 반 낙타 자세(90페이지)

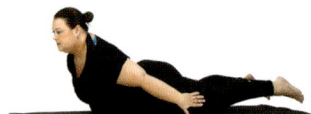 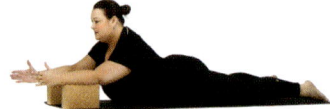

▶ 메뚜기 자세(133~134페이지)

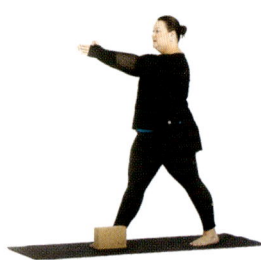 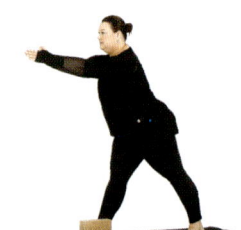 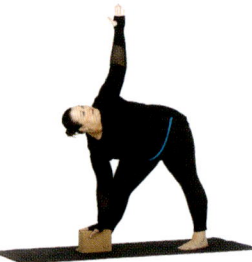

▶ 삼각 자세(99페이지)

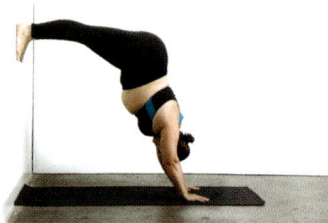

▶ 벽 물구나무서기(142페이지)

• 준비 운동

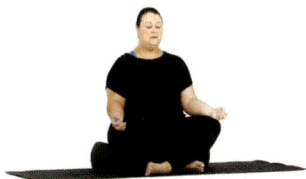

▶ 정신 집중 – 5~7분(153페이지)

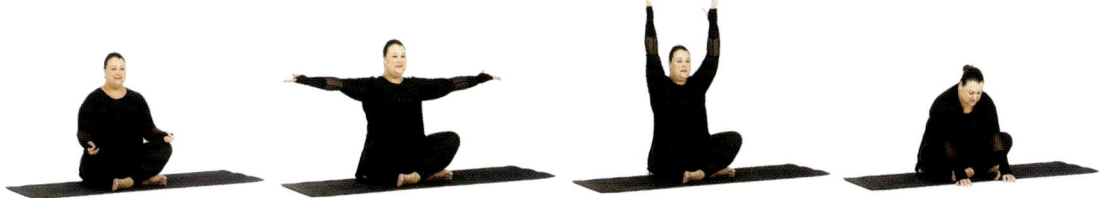

▶ 앉아서 하는 태양예배 자세 × 2~3회(56페이지)

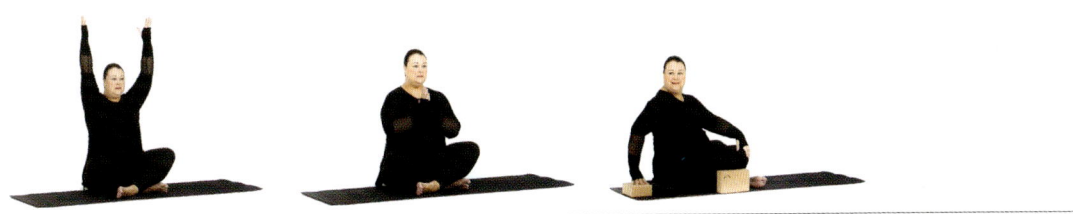

169

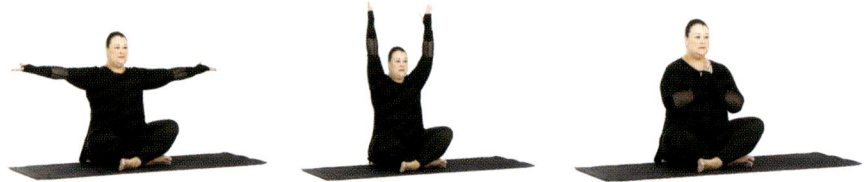

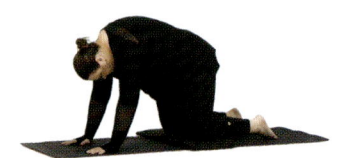 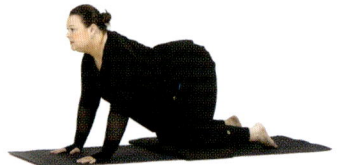

▶ 고양이/암소 자세 × 5회(85~86페이지)

• 10~15분간 수련하는 경우

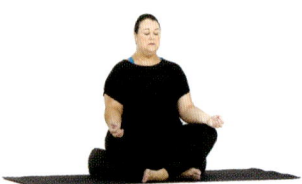

▶ 정신 집중 – 5~7분(153페이지)

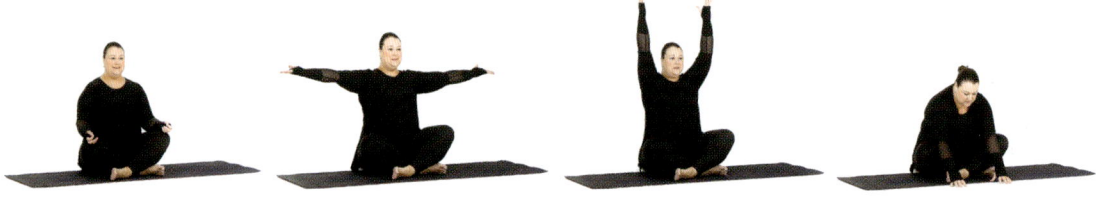

▶ 앉아서 하는 태양예배 자세 × 2~3회(56페이지)

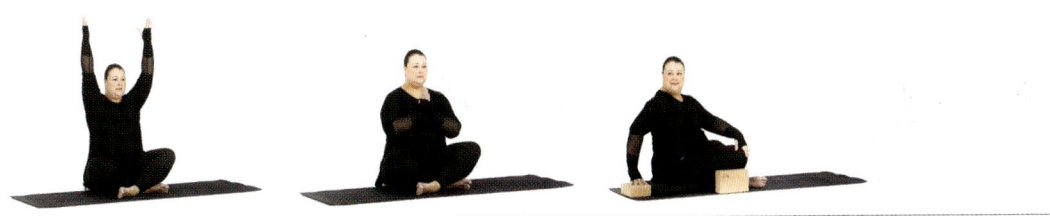

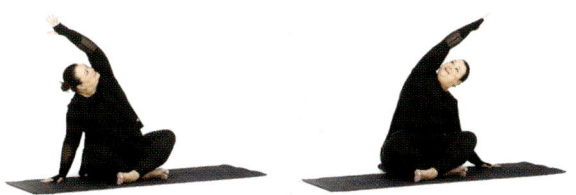

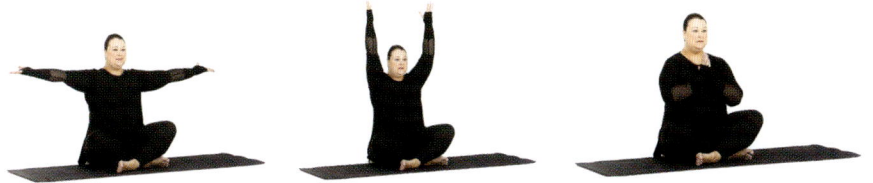

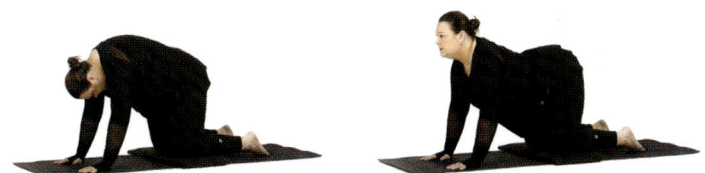

▶ 고양이/암소 자세 × 5회(85~86페이지)

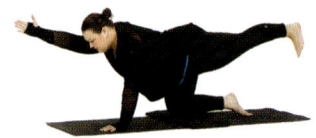 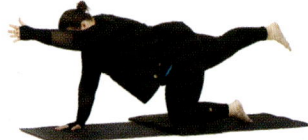

▶ 호랑이 자세 × 2회(87페이지)

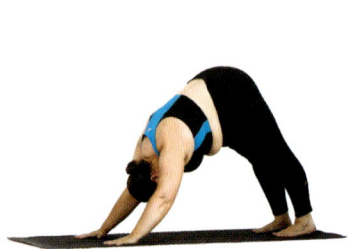 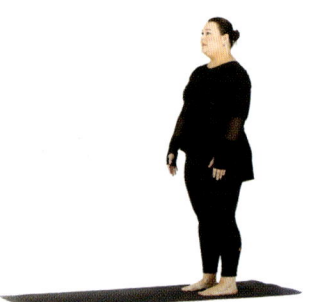

▶ 엎드린 강아지 자세 × 3회(138페이지)　　　　　　▶ 산 자세(98페이지)

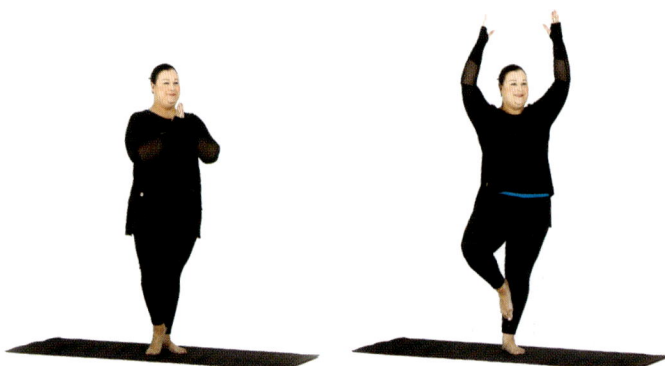

▶ 나무 자세(115페이지)

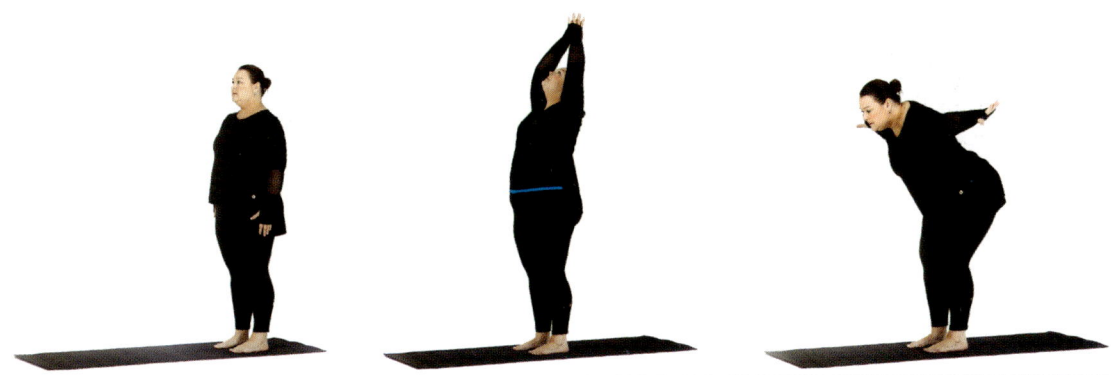

▶ 스완 다이브(111페이지)

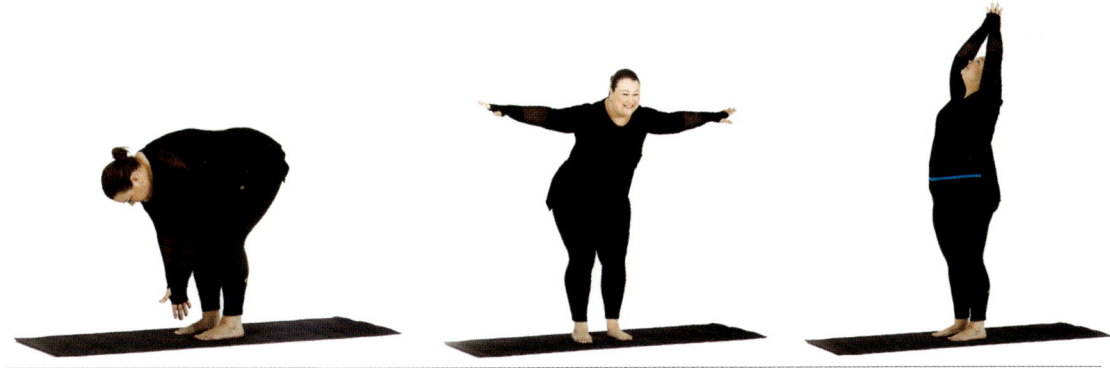

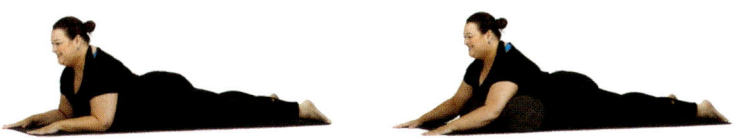

▶ 스핑크스 자세(135~136페이지)

▶ 변형 아기 자세(96~97페이지)

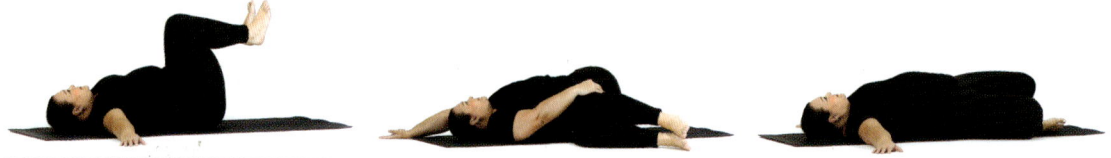

▶ 누워서 몸 비틀기(123~125페이지)

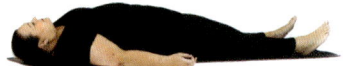 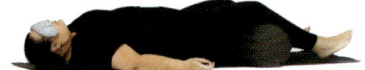

▶ 항복 자세 – 원하는 만큼 오래(130~131페이지)

• 60분간 수련하는 경우 : 자기 연민을 위한 고전적인 요가 프로그램

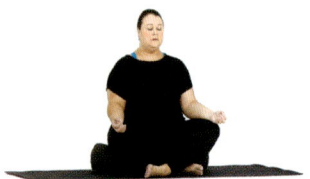

▶ 정신 집중 – 5~7분(153페이지)

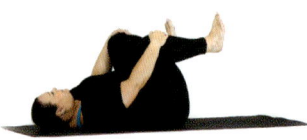 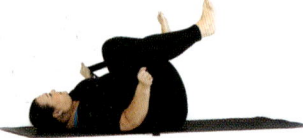 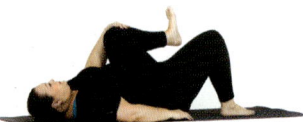

▶ 무릎을 가슴까지 올리기(127~128페이지)

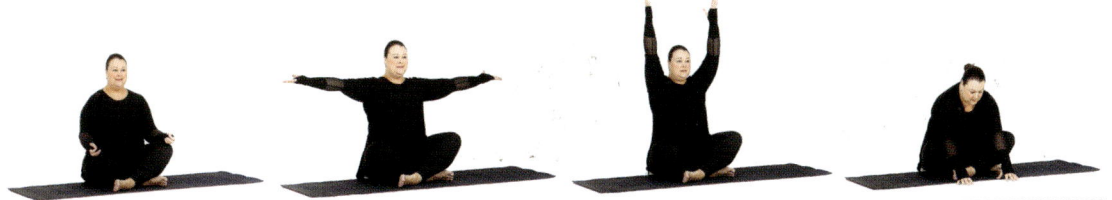

▶ 앉아서 하는 태양예배 자세 × 2~3회(56페이지)

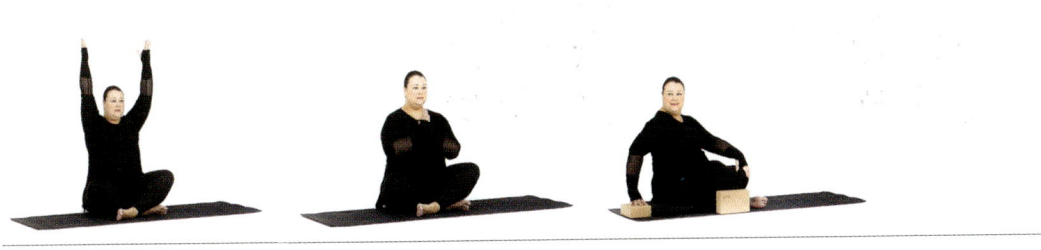

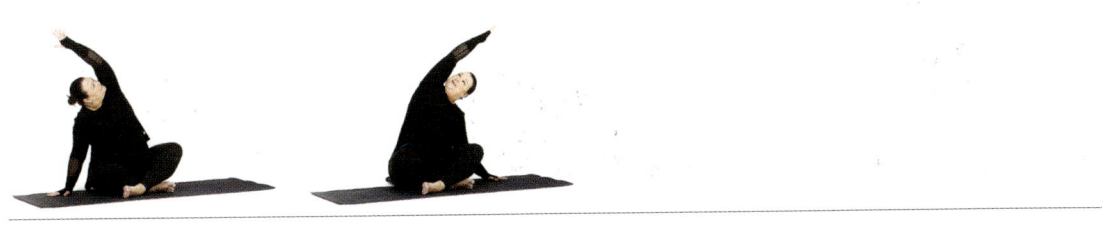

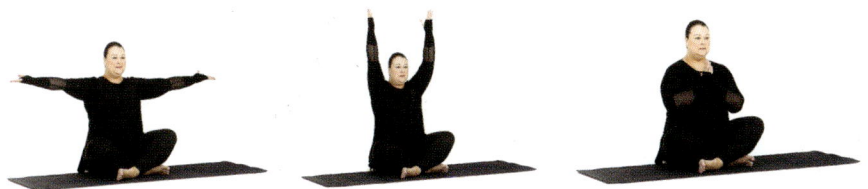

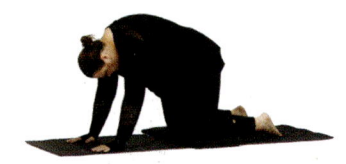 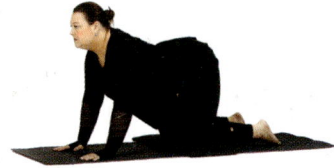

▶ 고양이/암소 자세 × 5회(85~86페이지)

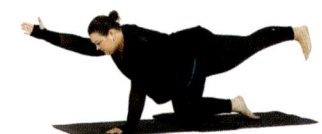 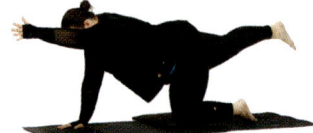

▶ 호랑이 자세 × 2회(81페이지)

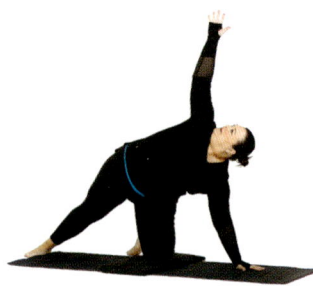 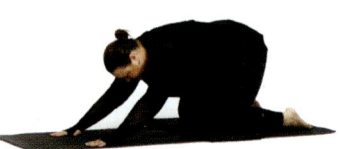

▶ 변형 야생 동물 자세 × 2회(88페이지)   ▶ 변형 아기 자세 – 5~10번 호흡하는 동안(96~97페이지)

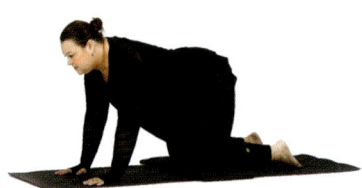 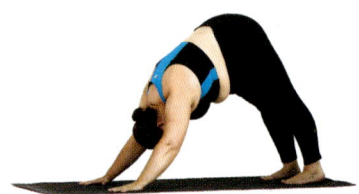

▶ 테이블 자세(84페이지)   ▶ 엎드린 강아지 자세 × 3회(138페이지)

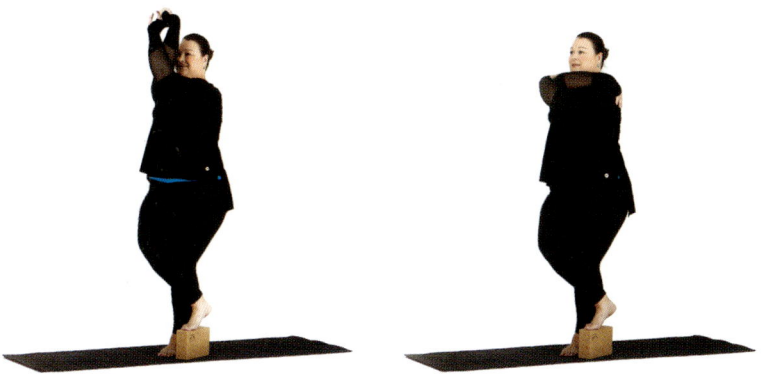

▶ 독수리 자세(116~117페이지)

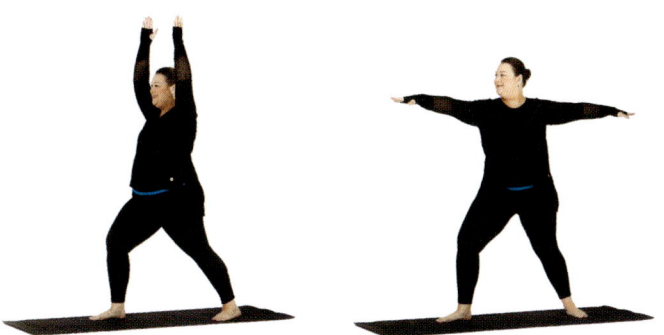

▶ 전사 자세 1 & 2(103~104페이지)

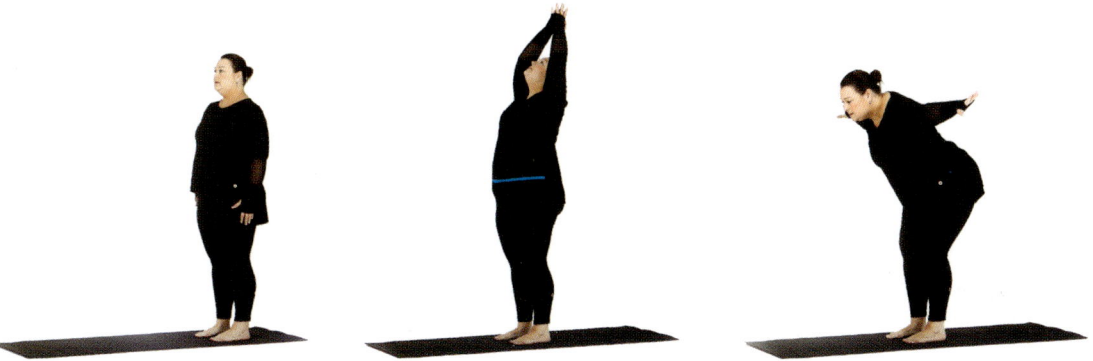

▶ 스완 다이브(111페이지)

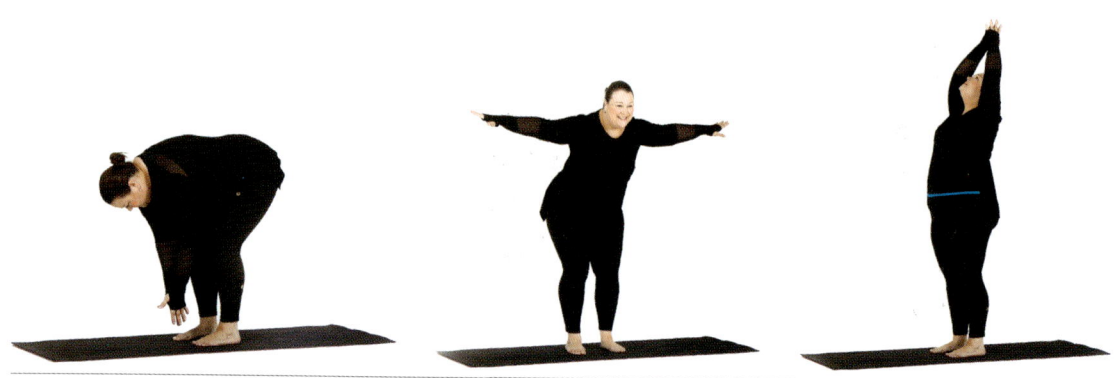

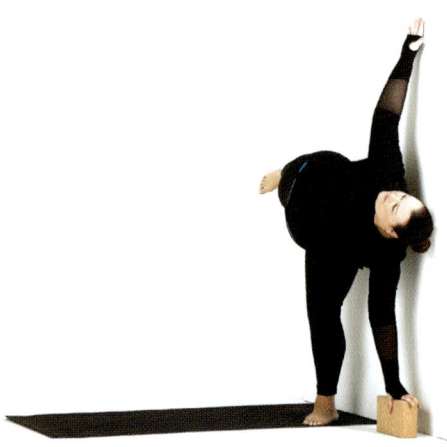

▶ 반달 자세(118페이지)

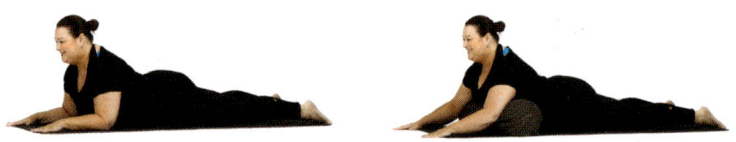

▶ 스핑크스 자세(135~136페이지)

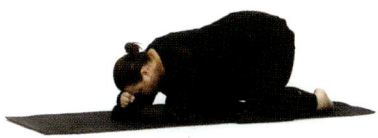 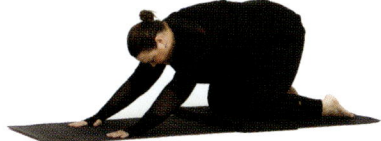

▶ 변형 아기 자세(후굴자세와 대치되는 자세)(96~97페이지)

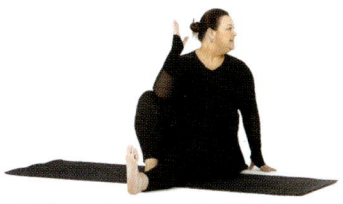 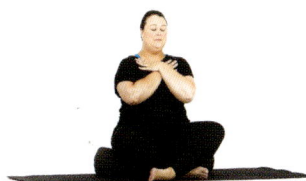 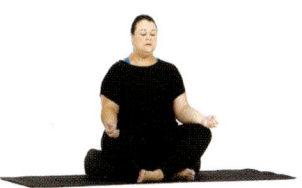

▶ 앉아서 허리 비틀기(81페이지)　　▶ 독수리 무드라(166페이지)　　▶ 요가식 호흡(158페이지)

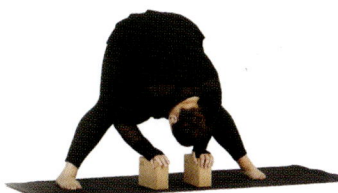 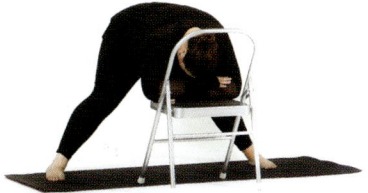

▶ 다리 벌려 앞으로 구부리기(107~108페이지)

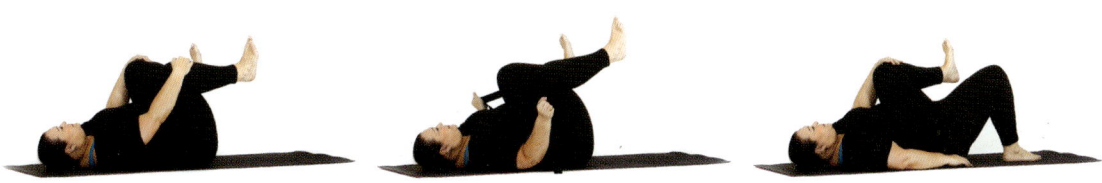

▶ 무릎을 가슴까지 올리기(127~128페이지)

179

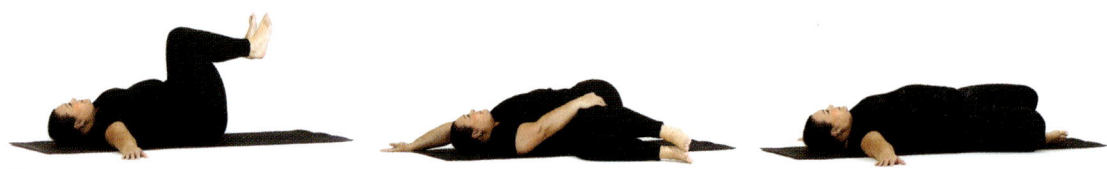

▶ 누워서 몸 비틀기(123~125페이지)

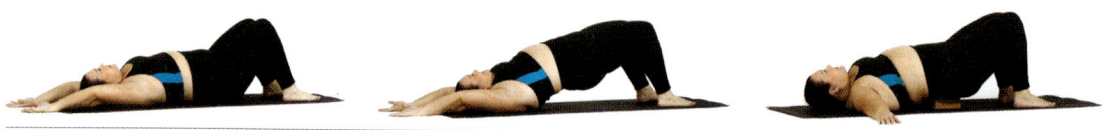

▶ 원하는 버전의 다리 자세(120~122페이지)

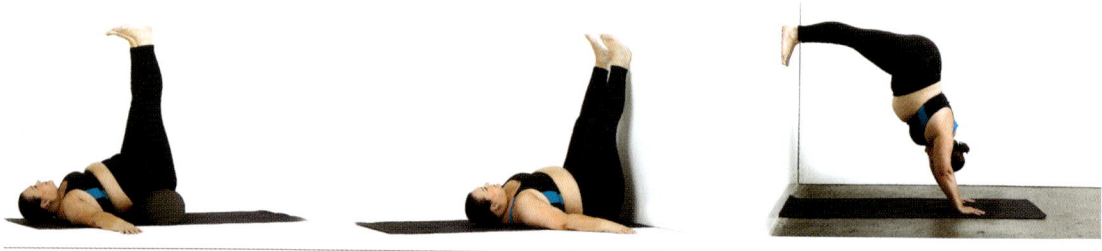

▶ 어깨 서기/벽에 발 올리기 또는 벽 물구나무서기(140, 141, 142페이지)

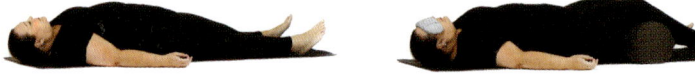

▶ 항복 자세 – 원하는 만큼 오래(150~151페이지)

• 60~75분간 수련하는 경우 :
 마음을 진정시키고 차분하게 해주는 회복 요가

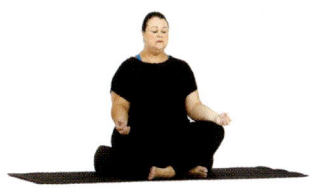

▶ 정신 집중 – 10분(선택 사항)

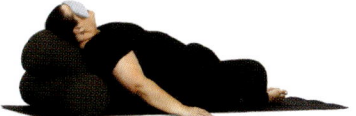

▶ 여왕 자세 – 10분(146페이지)

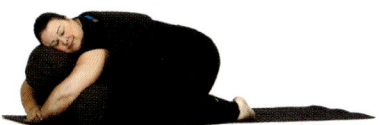

▶ 회복을 위한 아기 자세 – 10분(147페이지)

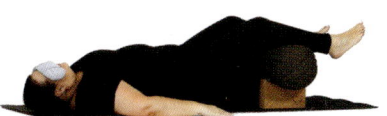

▶ 스톤헨지 – 10분(148페이지)

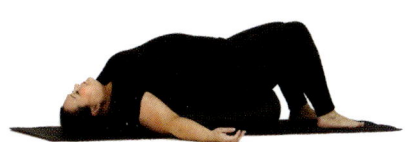

▶ 회복을 위한 다리 자세 – 6~8분(149페이지)

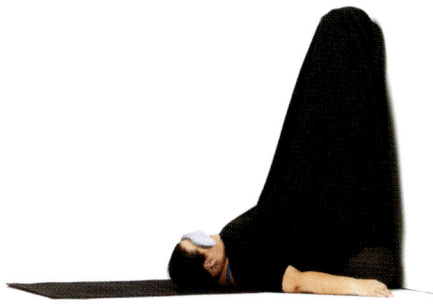

▶ 벽에 발 올리기 자세 – 10분(150페이지)

▶ 항복 자세(151페이지) – 10분(151페이지)

• **수련 마무리**

　수업할 때는 대개 각자 가장 편안한 자세로 앉아서 손으로 기얀 무드라 자세를 취하게 한다. 눈을 감고 '한숨'을 쉬듯이 세 번 호흡한다. 그리고 손으로 안잘리 무드라 자세를 취하고 두어 차례 호흡하면서 지금 이 순간의 기분을 표현하는 단어가 마음속에 떠오르게 한 다음 그걸 간직한다. 또 잠시 혼자서 감사를 느끼는 시간을 가질 수도 있다.

　나는 안전하고(손바닥을 모은 채 양손 엄지를 눈썹 사이에 댄다)
　즐거우며(손바닥을 모은 채 양손 엄지를 입술에 댄다)
　모든 걸 편안한 마음으로 받아들이고(안잘리 무드라 자세로 손을 가슴에 모은다)
　있는 그대로의 내 모습을 인정한다(안잘리 무드라).

　나마스테.
　여러분이 요가 수련을 마음껏 즐겼기를 바란다.

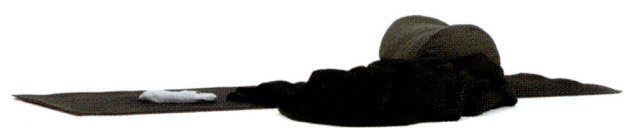

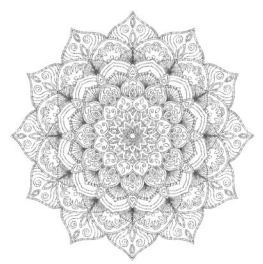

초판 1쇄 발행 2018년 3월 6일
지은이 사라 해리   옮긴이 박선령   발행인 김난희

펴낸곳 도어북
주소 서울시 마포구 방울내로7길 45 (우)03955   **대표전화** 02-338-0117   팩스 02-338-7160
출판등록 2008년 4월 23일 제 313-2009-170호

© 사라 해리, 2017
ISBN 979-11-960820-5-5 13000

일원화 공급처 (주)북새통
주소 서울시 마포구 방울내로7길 45 (우)03955
전화 02-338-0117
팩스 02-338-7160

- 이 책은 도어북이 저작권자와의 계약에 따라 발행한 것으로, 본사의 서면 허락 없이는 어떠한 형태나 수단으로도 이 책의 내용을 이용할 수 없습니다.
- 잘못된 책은 구입한 서점에서 교환해 드립니다.